心律失常病例解析

主 编 〔美〕严干新 刘 彤 汪 凡

天津出版传媒集团

天津科技翻译出版有限公司

图书在版编目（CIP）数据

心律失常病例解析 / (美) 严干新, 刘彤, 汪凡主编.

天津 : 天津科技翻译出版有限公司, 2025. 3. -- ISBN
978-7-5433-4614-7

Ⅰ. R541.7

中国国家版本馆 CIP 数据核字第 2025FJ0390 号

心律失常病例解析

Xinlü Shichang Bingli Jiexi

出　　　　版：天津科技翻译出版有限公司

出 版 人：方　艳

地　　　　址：天津市和平区西康路 35 号

邮政编码：300051

电　　　　话：022-87894896

传　　　　真：022-87893237

网　　　　址：www.tsttpc.com

印　　　　刷：天津新华印务有限公司

发　　　　行：全国新华书店

版本记录：787mm×1092mm　16 开本　15 印张　300 千字
　　　　　　2025 年 3 月第 1 版　2025 年 3 月第 1 次印刷
　　　　　　定价：68.00 元

（如发现印装问题，可与出版社调换）

编者名单

主　编　严干新　刘　彤　汪　凡

副主编　耿旭红　李　艺　蒋　勇

　　　　　王建勇　赵运涛　沈　灯

编　者（按姓氏汉语拼音排序）

　　　　　曹怿玮　曹云山　耿旭红　郭秉晟

　　　　　胡　蝶　蒋　勇　蒋泽华　李　艺

　　　　　李国良　李凌华　李珍珍　刘　彤

　　　　　刘柏刚　马淑荣　欧加福　上官文锋

　　　　　沈　灯　师　睿　汪　凡　王　帅

　　　　　王　鑫　王建勇　王艳彩　王永权

　　　　　闫迎川　严干新　叶沈锋　尹德春

　　　　　余　萍　张余斌　赵晓静　赵运涛

　　　　　周瑞海

前　言

　　时光荏苒,岁月如梭。转眼间,距离我与顾春英教授相识已有十多年。回想起当年与顾教授共同创建微信学习群的情景,仍历历在目,我们在群内普及基础和高阶心电知识,定期举行考试,群友们热情洋溢,积极参与,掀起了心电学习的热潮。虽然顾教授已因病去世,但国内同仁对心电学的热情依旧持续,历久弥坚。

　　我从事心电学专业已有四十余载,在长期的基础与临床研究中积累了一些心得。1996年1月,我与Antzelevitch教授共同首次定义和命名了"Brugada综合征",揭示了这一心电现象的医学真相;2004年,开创性地提出了"J波综合征"的概念,得到了国际同行的广泛认可;2004—2006年提出及完善了心电图Tp-e/QT比值为心源性猝死的指标,现已广泛用于全球药物心脏安全性研究,并产生深远影响。近年来,基于对经导管主动脉瓣置换术术后阵发性房室传导阻滞心电图的研究体会,首次提出了倒递减传导的概念,为临床心电现象提供了新的探索和阐释方向。

　　心电学是一门既有趣又深奥的科学。体表心电图、动态心电图、食管导联心电图、腔内心电图等相辅相成,为解释心电图背后的电生理机制提供了重要依据。书中的心电题目均是我和其他编委精心命题和审校的,全部源于我们在临床实践中遇到的真实案例。题目难度由浅入深,适合不同层次的读者。希望通过这些题目,可以让国内同仁接触到国际先进的心电学理念,提升对心电学的理解与认知。此外,本书编写得到了刘彤、沈灯、余萍、汪凡、耿旭红、蒋勇、叶沈峰、赵运涛、张余斌等国内心电专家及心电爱好者的大力支持,他们命题认真、解析精准,使中外心电学理念交流互补,让本书内容更加丰富。

　　本书的成功出版离不开微信群中各位群友的积极参与和讨论,以及出版社的全程支持和帮助,在此一并致谢!

严干新

中国医学科学院阜外华中心血管病医院

Thomas J Jefferson 大学 Sidney Kimmel 医学院

Lankenau 医学研究所及医学中心

题 1

下列哪项最不能解释下图现象(第 5 个 QRS 波)?

A. 室性期前收缩导致的隐匿性房室结传导阻滞,左后分支起源的室性逸搏。

B. 4 相房室传导阻滞(AVB),左后分支起源的室性逸搏。

C. 希氏束–浦肯野纤维(简称"希–浦")系统病变导致的倒递减传导。

D. 房室结病变导致的倒递减传导。

Which of the following answers is the least likely to explain the finding (5th QRS) on the electrocardiogram (ECG)?

A. Concealed atrioventricular (AV) nodal block caused by premature ventricular complex (PVC), followed by an escape beat from left posterior fascicle.

B. Phase 4 atrioventricular block (AVB), followed by an escape beat from left posterior fascicle.

C. Inverse decremental conduction due to His-Purkinje disease.

D. Inverse decremental conduction due to artrioventricular node disease.

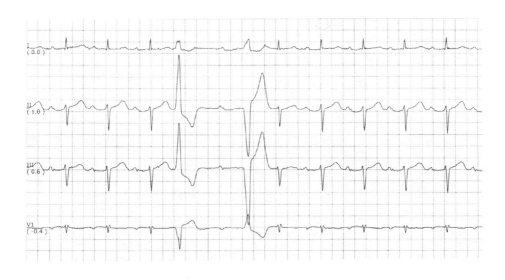

【正确选项:D】

解析:

　　上图中前 3 个窦性 P 波分别称为 P1、P2、P3，与之对应的自身窄 QRS 波分别称为 R1、R2、R3,其后 2 个宽 QRS 波简称 R4 和 R5,其中 R5 即题干中所指的第 5 个 QRS 波;同时,R4 中有窦性 P 波(P4),R5 前可见 P5,R5 的 T 波上可见 P6。在此心电图中可以明确的是:①窦性心律为 80 次/分;②R4 为室性期前收缩;③一度房室传导阻滞(PR 间期 280ms);④不完全性右束支传导阻滞伴左前分支传导阻滞。R4 后出现了另一个宽 QRS 波(R5),R1-R2 间期为 760ms,P5-R5 间期为 420ms。

通常认为,R4 导致的隐匿性传导和(或)R4 后的完全代偿间期(导致 4 相房室传导阻滞)使 P5 无法下传至心室,随后出现左后分支起源的室性逸搏(R5),但也不能完全排除 P5 与 R5 有传导关系的可能性。如果 P5 与 R5 间存在传导关系,则这一心电现象可以用倒递减传导(又称 Yan 传导)来解释。希-浦系统因各种原因受损或处于病理状态后可能出现倒递减传导,即在一定时间范围内,激动在希-浦系统受损部位的传导速度与上游刺激频率呈正相关(刺激频率越慢,则传导速度越慢,反之亦然)的心电现象。倒递减传导的可能机制是:当上游刺激频率减慢,受损的希-浦系统在动作电位 4 相时的自发除极使静息膜电位水平升高,可用的电压门控 Na⁺通道数量减少,使动作电位 0 期去极化速度与幅度降低而导致传导延迟,心电图表现为 RR 间期或 RP 间期越长,希-浦系统传导速度越慢,其后的 PR 间期和(或)QRS 时限越宽。本例中,R4 的出现使 R4-P5 间期较 R2-P3 间期延长(上游刺激频率减慢),4 相自发除极导致希-浦系统受损部位传导延迟,使 PR 间期延长和 QRS 波增宽。随后较短的 R5-P6 间期后出现缩短的 P6-R6 间期(250ms)和自身窄 QRS 波(R6)也符合倒递减传导。

房室结通常表现为递减传导,即上游刺激的频率越快,经房室结的传导速度就越慢,房室结的这种特性可以防止过快的心房电活动(如心房颤动和心房扑动)传导至心室,避免心室率过快。目前尚未见房室结发生倒递减传导的相关报道。本例中,R4 的完全代偿间期后 PR 间期延长伴 QRS 波增宽并不支持房室结病变。

(命题、审校:严干新　翻译:张余斌　解析:沈灯)

题 2

患者,男,69 岁,有间歇性心悸病史。患者双腔起搏器程控记录到了下列心电图。该心电图最可能提示下列哪种心律失常?

A. 房室结折返性心动过速(AVNRT)　　B. 房室折返性心动过速(AVRT)

C. 房性心动过速(AT)　　　　　　　　D. 室性心动过速(VT)

E. 起搏器介导性心动过速(PMT)

A 69-year-old male has had intermittent episodes of palpitation. Integration of his dual chamber permanent pacemaker (PPM) reveals the following ECG. Which of the following arrhythmias is most likely to be indicated on this ECG?

A. Atrioventricular nodal reentrant tachycardia (AVNRT)

B. Atrioventricular reentrant tachycardia (AVRT)

C. Atrial tachycardia (AT)

D. Ventricular tachycardia (VT)

E. Pacemaker-mediated tachycardia (PMT)

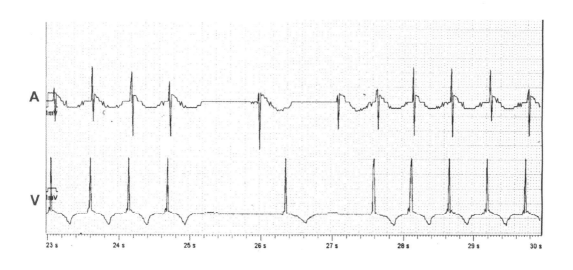

【正确选项:A】

解析(汪凡):

该患者为双腔起搏器植入患者。在题目中并没有给出起搏器的基本参数,腔内图心房/心室(A/V)通道中的图形来源尚不明确。但即使没有上述资料,根据图中给出的信息亦可以做出推测。

1.排除 PMT:由上图可知,心室信号在前,心房信号在后,VA 间期约为 40ms。约 2/3 的病态窦房结综合征及 20%~35% 的房室传导阻滞患者可见到逆向心房除极的 p 波,VA 间期一般为 100~300ms。在起搏器植入的患者中,如果逆向 p 波被起搏器心房感知通道感知[需落在心室后心房不应期(PVARP)外],可再次触发心室起搏,从而引发 PMT。但该图中 VA 间期很短(仅 40ms),落在了 PVARP(一般设定为 300~400ms)内,缺乏触发 PMT 的条件。

2.排除 AT:AT 多终止在心室,而非心房。该患者心动过速终止在心房后,如果考虑 AT(AV 间期 480ms),需要同时满足 2 个条件:AT 自行终止+因房室传导阻滞导致心房不能下传心室同时发生,但同时发生这 2 种情况的概率极低。此外,仔细观察可以发现,心动过速时 AA 间期和 VV 间期有一些小的变化,即第二段心动过速的第一个 VV 间期(第 6 个与第 7 个)明显较最后一个 VV 间期(第 9 个与第 10 个)短。相应的 AA 间期也有变化,但 AA 间期随 VV 间期发生改变。所以,排除 AT。

3.排除 VT:假定心室信号是自身室性,心动过速为 VT。此时 VA 系室房逆传,VA 间期也不可能为 40ms,故排除 VT。

4. AVNRT 及 AVRT:无论是其中的哪一种,它都可以终止在心房,因为这 2 种心动过速的折返径路都含有房室结这一段径路(AVRT 使用 2 条不同的 AV 旁路除外)。AVNRT 及 AVRT 发作时 VA 均逆传,前者 VA 间期多在 90ms 内,后者 VA 间期多在 90ms 以上,而图中心动过速时的 VA 间期仅 40ms,不支持 AVRT,所以 AVNRT 可能性最大。

解析(沈灯):

由题干可知,该患者为双腔起搏器植入患者,但题目中并没有给出起搏器的基本参数;心电图为程控腔内图,也没有提供同步体表心电图进行波形对比;由于未显示起搏标记,腔内图中,房(A)波和室(V)波源自起搏心房脉冲/心室脉冲(AP/VP)还是心房感知/心室感知(AS/VS)亦不清楚。但即使没有上述资料,根据图中给出的信息亦可以做出最可能的推测:A/V 通道为同步记录。由图可知,从左至右 A1~A4 和 A7~A11 的 A-A 间期与 V1~V4 和 V6~V10 的 V-V 间期相等,均为 530ms,即 114 次/分(>100 次/分),V 前 A 后,V-A 间期固定 40ms。频率和彼此的间期关系符合"短 V-A 间期心动过速",即体表心电图"短 R-P 间期心动过速"。中间的长 A-A/V-V 间期,为心动过速终止后的心律,同理,推测最大可能为 AP/AS-VS,A6-V6=440ms>A5-V5=340ms。

在体表心电图上,一些不同类型的心动过速在不见首尾的持续状态中,往往不易进行诊断,如"长(窄)R-(逆)P 间期心动过速"持续状态下,很难明确此为快慢型 AVNRT(FS-AVNRT)、AT还是持续性交界区折返性心动过速(PJRT)。心电图提供了心动过速的起始和终止部分,这才是鉴别的重要依据之一:所有类型的心动过速,无论是折返、自律还是触发机制,正常情况下,完整的过程一定是"显性或隐性的起源激动→特定的传导途径传导激动→显性接受激动",然后周而复始。起始一定是主动的起源激动先行并可连续、规律出现,然后才有完整的一组激动周而复始;起源激动后因传导干扰和(或)阻滞,可能缺失部分甚至全部接受激动,但这并不会影响甚至中止起源激动,心动过速仍将维持;终止只能在起源激动中止出现时才能实现,所以一定是前一组的接受激动最后出现而不是起源激动最后出现。根据心电图具体分析如下:

1.选项 **D**,如此则首先考虑"起源激动为显性 V 波→沿正常的房室传导系统室房逆传→接受激动为显性 A 波"。但室房逆传须经过全程房室交界区,V–A 间期至少>100ms,不可能只有此例的 40ms。此外,在长 R5-R6 间期,可能有传导关系的 A6-V6 间期后出现和 VT V–A 间期相等的 V6-A7 间期不符合常理;还有一种可能是"VT+AT 的等频性双重性心动过速",但不会出现 V4/A4 后 2 种心动过速同时"终止"。据上,排除 VT。

2.选项 **E**,双腔起搏器在心室起搏心室脉冲(VP)后,无论是原先狭义的室房逆传 P 波,还是后来广义的各种来源 P 波,关键是这个 P 波必须位于 VP 启动的 PVARP 外(附近)而被心房感知(AS),从而再次触发 VP,如此反复发生才形成 PMT。动态 PVARP,其值在 100+~300+ms。但此例 V–A 间期为 40ms,A 波一定落于 PVARP 内,心房不应期内感知(AR),当然也就不可能触发 VP。据上,不可能是 PMT。

3.选项 **C**,如此则"起源激动为显性 A 波→正常的房室传导系统下传,A–V 间期延长→接受激动为显性 V 波",规律重复且其终止前最后为 A4 波。测量后如果发现此房波较前面规律的 A–A 间期提前出现,则为另一起源 A 波中止了起源激动 A 波,从而终止了 AT。但测量后发现此为起源激动 A 波,除非是下列情况:最后起源激动 A4 波后发生房室传导中断,缺失接受激动 V 波,同时后 1 个起源激动 A 波又正好自行中断,从而 AT 终止,这种情况概率极低。而且,其后又出现完全同前的心动过速,起始特征更像 AVNRT。

4.选项 **A**,如此则"起源激动为隐匿性房室结内折返激动→房室结双径中的其中一径前传至心室的同时,又通过房室结下部共径折返另一径,然后逆传至心房→其中,慢快型房室结折返性心动过速接受 2 个激动,显性 A 波/V 波"。AVNRT 分为慢快型(90%)、快慢型和慢慢型(10%)。室房逆传和房室前传时间相差无几,根据 A、V 波先后顺序,又分为:①V 先 A 后,V–A 间期<90ms(R–P 间期<70ms),占 50%;②V/A 重叠,V–A 间期=0ms(腔内图 A/V 波都会显现,但 P 波重叠在 QRS 波中可能会被掩盖,这就是体表心电图上心动过速终止前最后一个为 QRS 波时,并不能排除 AVNRT 的原因之一),占 48%;③A 先 V 后,A–V 间期<120ms,占 2%。结合此例,起始 A6-V6 间期较前跳跃式延长,考虑房室结双径路,快径前传单向传导阻滞转为慢径前传后折返快径逆传,导致 V6-A7 间期=40ms,然后持续 V–V/A–A 间期=530ms 且 V–A 间期=40ms。其符合起源激动为隐匿性房室结内折返激动并维持→慢径前传心室同时快径折返逆传心房,V 先 A 后→接受激动为同时显性 V/A 波,V–A 间期 40ms 的慢快型 AVNRT(SF-AVNRT)。

5.选项 **B**,AVRT 也是折返性心动过速,但其折返环路是大折返,包括心房-正常的房室传导系统(少数为另一条房室旁路)-心室-房室旁路组成的闭合环路。其分为:①正道顺向型,即正常的房室传导系统前传,房室旁路逆传;②正道逆传型,即房室旁路前传,正常的房室传导系统逆传。但无论室房逆传还是旁路逆传,其 V-A 间期至少>90ms。而此例 V-A 间期 40ms,排除 AVRT。

综上,选项 **A** 最合适。

(命题、审校:严干新   翻译:张余斌   解析:汪凡 沈灯)

题 3

患者,男,49岁,有阵发性心房颤动病史,近两年来一直控制良好,就诊当天突发头晕和胸部压迫感。急诊心电图如下所示。他的门诊药物包括:阿司匹林 81mg,QD;氟卡尼 100mg,BID;立普妥 20mg,QD。他的宽 QRS 心动过速被成功终止,心导管检查提示冠状动脉正常、左心室射血分数(LVEF)正常。该患者最好接受下列哪项治疗?

A. 加用美托洛尔。

B. 电生理检查,如能诱发宽 QRS 心动过速,则植入埋藏式心脏复律除颤器(ICD)。

C. ICD 植入。

D. 电生理检查及射频消融术。

A 49-year-old male with a history of paroxysmal atrial fibrillation was doing well for nearly two years until the day he visited a doctor after sudden onset of lightheadedness and chest pressure. ECG in the emergency room is shown below. His outpatient medications included aspirin 81mg daily, flecainide 100mg twice daily and lipitor 20mg daily. His wide QRS complex tachycardia was successfully treated, and cardiac catheterization showed clean coronary arteries and a normal left ventricular ejection fraction (LVEF). Which of the following treatments is best for this patient?

A. Add metoprolol.

B. Electrophysiological examination, if wide QRS complex tachycardia inducible then implantable cardioverter defibrillators (ICD).

C. ICD insertion.

D. Electrophysiological examination and radiofrequency ablation ablation.

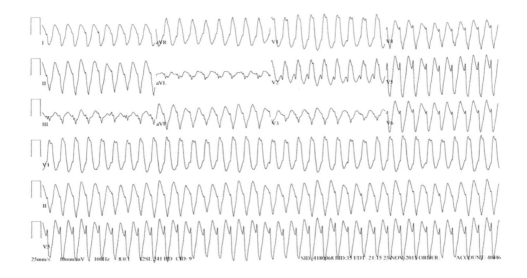

【正确选项:A】

解析:

　　该患者心电图示宽 QRS 波心动过速,QRS 时限为 160ms,频率为 250 次/分,Ⅰ 导联、aVF 导联呈 QS 型,为无人区电轴,aVR 导联呈单向 R 波,V1 导联呈单向 R 波,见左"兔耳"征,V5、V6 导联呈 rS 型,R/S<1,此心电图高度提示 VT 可能。在未明确病史及其他临床信息的情况下,可以按照 VT 来处理。该患者目前心脏导管检查显示冠状动脉及左心室心功能正常。这些检查结果结合患者有阵发性心房颤动史及门诊服用氟卡尼的病史, 首先应考虑该患者的宽 QRS 波心动过速是心房扑动伴 1:1 房室下传。服用氟卡尼时的心房扑动伴 1:1 房室下传会表现为类似于 VT 的宽 QRS 波心动过速,原因有如下几点:①氟卡尼为经典的Ⅰc 类抗心律失常药,有阻断钠离子通道的强使用依赖性,可以使心房颤动转心房扑动,由于钠离子通道阻滞,传导速度减慢,折返周期变长,即心房扑动频率减慢;②氟卡尼对房室结无明显作用,加上折返周期变长,因而导致心房扑动 1:1 下传。此时,心室率快,氟卡尼阻断更多的快钠离子通道,使 QRS 波增宽;③钠离子通道阻滞剂中毒时,QRS 电轴会转向无人区;ST 段在 aVR 导联抬高;④如动物实验所示(下图),QRS 波对氟卡尼有很强的使用依赖性。刺激频率快时,QRS 波增宽。注意图中刺激周长为 500ms 时,QRS 电轴改变,与临床所见相似。用Ⅰc 类抗心律失常药治疗房性心律失常时,在冠状动脉及心功能正常的情况下, 当出现宽 QRS 心动过速时,1:1 房室下传伴非特异性室内传导阻滞的可能性远大于单形性 VT。因此,加用美托洛尔可以延长房室结不应期,避免心房扑动时出现快速心室率,避免药物使用依赖性。这也是为什么在使用Ⅰc 类抗心律失常药治疗心房颤动时,原则上应加用房室结阻滞剂,如 β 受体阻滞剂或钙离子通道阻滞剂。因患者心电图为心房扑动 1:1 下传心室,并非 VT,因此,**B、C** 选项可以排除。因患者药物控制心房颤动良好,2 年未复发,所以暂时不需要行射频消融手术。

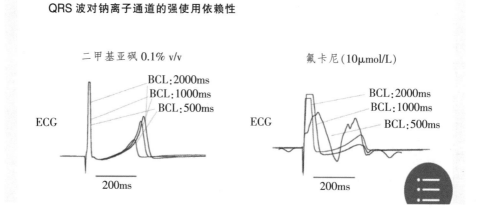

QRS 波对钠离子通道的强使用依赖性

(命题、审校:严干新　翻译:李珍珍　解析:曹怿玮)

题 4

患者,男,79 岁,因阵发性房室传导阻滞所致的晕厥就诊,予以植入永久双腔起搏器治疗。术后心电图如下所示。以下哪项描述是正确的?

A. 房室传导阻滞在希氏束水平   B. 裂隙现象

C. 起搏器功能障碍   D. 超常传导

A 79-year-old male presented with syncope due to paroxysmal AV block and underwent implantation of a dual chamber PPM. Which of the following descriptions is correct?

A. AV block at the level of His-bundle   B. Gap phenomenon

C. Pacemaker malfunction   D. Super normal conduction

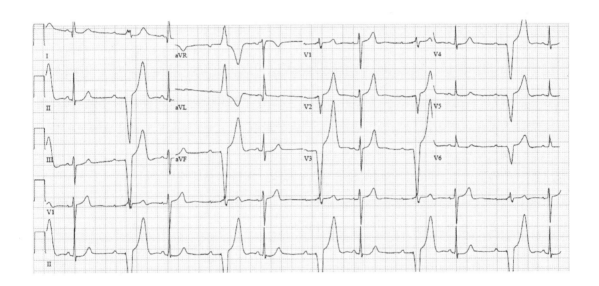

【正确选项:A】

解析:

由题干可知,这是安装双腔起搏器后的心电图。心电图所见:窦性 P–P 间期相等(920ms);自身室上性 QRS 波和心室起搏 QRS 波交替出现;P–R 间期固定(130ms)和房室间期固定(240ms)。心电图诊断:①窦性心律 65 次/分;②二度(高度)甚至三度房室传导阻滞(由于心室起搏对房室传导的易化作用,所以不能准确判断患者自身的房室传导阻滞情况);③双腔起搏器呈 VAT 形式。

选项 **A**,房室传导阻滞在希氏束水平,根据患者有晕厥、阵发性房室传导阻滞病史及心电图,患者应有二度Ⅱ型或者更加严重的房室传导阻滞。有人认为也可能是二度Ⅰ型房室传导阻滞。二度Ⅰ型主要发生在房室结。由于房室结以相对不应期为主,所以传导是"递减"传导,即P-R间期逐渐延长至很长(相对值)才会产生心室脱漏。二度Ⅰ型房室传导阻滞很少有晕厥发生,与阵发性房室传导阻滞也不符。该患者发生晕厥时动态心电图见下图:房室传导阻滞由房性期前收缩产生的代偿间期诱发,是典型的由希-浦系统病变引起的阵发性房室传导阻滞。

一般而言,希-浦系统相对不应期很短,PR间期增量很短就会产生心室脱漏,所以传导基本是"全或无"传导。该题目的心电图中,下传的PR间期仅为130ms且固定,QRS呈室上性,没有束支传导阻滞,提示阻滞发生在希氏束水平。阵发性房室传导阻滞也可以发生在希氏束水平之下的束支上,基础心电图一般会存在束支传导阻滞。

选项B,裂隙现象,裂隙现象是一种伪超常传导现象。主要在房室传导时出现。通俗地说,就是一个提前的或快速的激动,其绝大多数是房性期前收缩,因落入传导系统中前一心动周期产生的有效不应期内,使传导中断,但是比之更早,即R-P间期更短的房性期前收缩,有时能下传的现象。在心电图上,相关P波一定位于ST段和(或)T段上。研究发现,这是由于房室传导系统(近端到远端)存在慢反应类型细胞和快反应类型细胞2个区域,前者以相对不应期为主,递减传导;后者以有效不应期为主,"全或无"传导。如提前的激动先落入近端区域较浅的相对不应期中,则传导较快,使之较早到达远端区域而落入快反应类型细胞有效不应期,从而使传导中断;如更提前的激动先落入近端区域较深的相对不应期中,则传导较慢,使之较晚到达远端区域而脱离快反应类型细胞有效不应期,传导继续。显然,本例P波都远离T波后,且下传的P-R间期仅为130ms,不符合房室结传导特点,即慢反应细胞传导较慢的特点,所以不是裂隙现象。

选项C,起搏器功能障碍,起搏器有感知和起搏功能。此例中,自身窦性频率(65次/分)快于起搏器一般设置下限频率(60次/分);自身PR间期(130ms)短于起搏器房室间期(240ms)。而起搏器只在自身房室传导阻滞时,每次都按时发放VP,说明心房感知功能、心室感知和起搏功能良好,心房起搏功能无法判断。因此,起搏器功能障碍不成立。

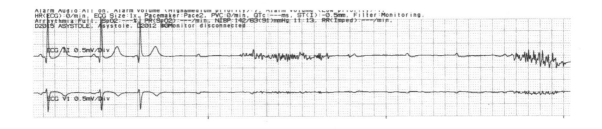

选项 **D**,超常传导,房室超常传导是临床上超常传导的主要表现形式。超常传导是指高度至完全性房室传导阻滞时,室上性激动在心动周期的某个短时期内能够下传夺获心室,此时期 P 波多位于 T 波结束前后,90ms 内。在细胞水平,超常传导应发生在夺获心室包括希–浦系统动作电位 3 相末期、4 相之前。虽然希–浦系统动作电位时程会稍长于 T 波,但这个病例 P 波远离 T 波至少 200ms,室上性激动下传希–浦系统时,应早已远离希–浦系统动作电位 3 相末期,所以不是超常传导。

(命题、审校:严干新　翻译:王帅　解析:沈灯 李凌华)

题 5

患者,男,83 岁,因肺癌 4 期而接受化学药物治疗,因心悸、头晕入院。入院心电图如图 A 所示。患者接受了电生理检查,心动过速时腔内记录如图 B 所示。关于患者宽 QRS 波心动过速,以下哪项陈述是正确的?

A. AT 伴预激综合征   B. 逆向型房室折返性心动过速(AAVRT)

D. 束支折返性室性心动过速(BBRVT)   D. 交界性心动过速伴右束支传导阻滞(RBBB)

An 83-year-old male with stage 4 lung cancer on chemotherapy was admitted with palpitation and lightheadedness. The presenting ECG is shown in Figure A. The patient underwent electrophysiological (EP) study, and the intracardiac recordings of the tachycardia is shown in Figure B. Regarding the patient's wide QRS complex tachycardia, which of the following statements is correct?

A. AT with preexcitation syndrome

B. Antidromic atrioventricular reentrant tachycardia (AAVRT)

C. Bundle branch reentrant ventricular tachycardia (BBRVT)

D. Border tachycardia with right bundle branch block (RBBB)

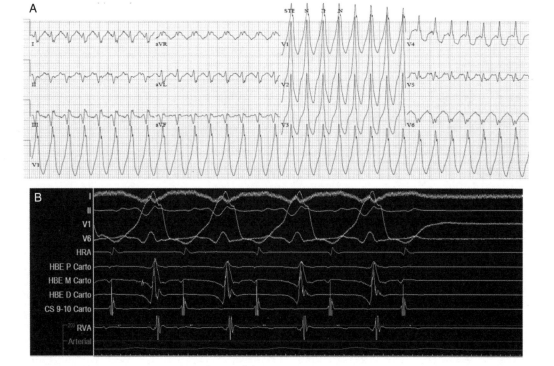

【正确选项:B】

解析：

本病例是宽 QRS 心动过速,VV 间期约为 370ms,AA 间期、VV 间期、VA 间期均固定,腔内图上(第 1 跳的希氏束信号清晰)可以看到 HV 间期是负值,由此可以考虑为 VT 或者旁路前传引起的宽 QRS 波,而差异性传导或束支传导阻滞引起宽 QRS 波时,HV 应该是正值,故排除选项 **D**。

腔内图上的最后一跳,是以 A 波结尾的,如果考虑 AT 伴旁路前传,因为前面发作中的 AV 间期固定,且是严格的 1:1 关系,那么在 AT 终止时的最后一个心房激动应该照常下传至心室,所以应该是以 V 波结尾。这是因为 AT 本身并不依赖于旁路前传的状态,AT 终止与旁路前传阻滞这两个事件同时发生的可能性极小。故排除选项 **A**。

另外,腔内图上 HV 间期是负值,而 BBRVT 时,HV 间期应该大于或等于窦性心律下的 HV 间期,也就是 HV 间期应>0,所以选项 **C** 也可以排除。

腔内图显示,A 波在希氏束通道上领先于高位右心房(HRA)通道上的 A 波,且体表的 V 波早于希氏束通道上的 H 波,这符合 AAVRT 时冲动经交界逆传的特点,且 AAVRT 既可以终止于心室,也可以终止于心房,故综上所述,正确选项应为 **B**。

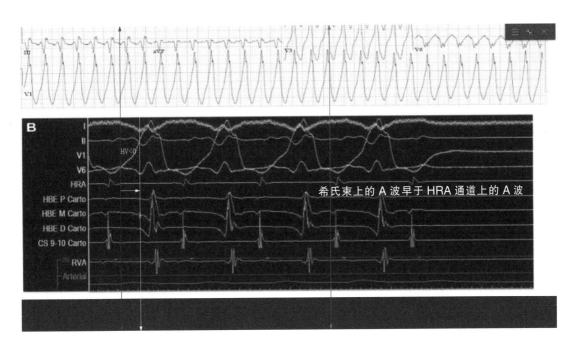

(命题、审校:严干新　翻译:尹德春　解析:刘柏刚　汪凡　曹云山)

题6

患者,男,21岁,大学生,因致心律失常性右心室发育不良(ARVD)合并VT行右心室射频消融术。出院后每日服用阿司匹林325mg。术后5天出现持续性胸痛和轻度呼吸困难。体格检查发现主要的异常为心动过速,105次/分。心电图示窦性心动过速。

下一步最适宜的检查是什么?

A. 动脉血气分析,D-二聚体。　　　　B. 冠状动脉造影。

C. 超声心动图。　　　　　　　　　　D. 肺通气/灌注扫描。

E. CT。

A 21-year-old male college student underwent right ventricular radiofrequency ablation due to arrhythmogenic right ventricular dysplasia (ARVD) combined with VT. He was discharged on aspirin 325mg daily. He developed persistent chest pain and mild dyspnea 5 days after the procedure. His exam was notable only for tachycardia with a heart rate (HR) of 105bpm. The presenting ECG reveals sinued tachycardia.

What is the most suitable examination for the next step?

A. Arterial blood gasanalysis,D-Dimer.　　B. Coronary angiography.

C. Echocardiogram.　　　　　　　　　　　D. Lung ventilation/perfusion scan.

E. CT scan.

【正确选项:A】

解析:

尽管ARVD是一种遗传性心肌病,但目前的共识建议,对于经最大剂量药物(包括胺碘酮)治疗后仍有持续性VT或频发恰当ICD干预的患者,可行VT导管消融术(Ⅰ类推荐)。由于导管消融术为侵入性操作,在导管消融过程中或其后可能出现各种并发症,如心包炎、心脏压塞、肺栓塞、气胸、房室传导阻滞和迷走反射等。

患者的症状发生在术后5天,且无发热、颈静脉怒张、低血压、心音遥远、心电图QRS低电压、电交替及ST段弓背向下抬高等进一步提示心脏压塞或心包炎的表现,故首先考虑急性肺栓塞。射频消融术后发生肺栓塞的原因是多方面的,包括消融本身对心内膜及心肌的损伤,术中肝素用量不足,术后血管穿刺部位压迫及肢体制动导致血流瘀滞等。根据欧美国家相关指南[包括《欧洲心脏病学会指南》(ESC指南)及《美国血液病学会指南》],对于疑诊肺栓塞患者,所选的检查检验手段均取决于验前概率的高低,即发生肺栓塞的可能性有多大。以ESC指南的建议为例,如果是低中度可能的患者,首选的检查是D-二聚体;评估验前概率高低的标准,ESC指南推荐的是Wells评价准则或 Geneva 评分量表。无论采用上述哪种方法,该患者发生肺栓塞的可能性均为中度,故选项 **A** 正确。

任何检查的敏感性都不可能是 100%,指南提到应用 ELISA 测定的 D-二聚体升高在诊断肺栓塞时的敏感性约为 95%。有文献报道,如以 500μg/L 作为 D-二聚体的上限值,诊断肺栓塞的敏感性约为 99.5%。换句话说,敏感性高的检查,假阴性率就极低。如果患者 D-二聚体阴性,再加上正常的血气分析,基本可以排除肺栓塞。这时,就需要考虑其他并发症,如心包炎等。当然,如果高度(而不是中度)怀疑患者有发生肺栓塞的可能,需要进一步行影像检查。

(命题、审校:严干新　翻译:尹德春　解析:汪凡)

题 7

患者,女,32 岁,既往体健,因晕厥到急诊就诊。1 周前有咽痛、发热等流感症状;当天早晨起床时出现晕厥。入院时患者警觉、清醒及定向力正常,肌钙蛋白 I 为 10.09ng/mL,血清钾为 3.5mmol/L。急诊室心电监测如图 A 所示,静脉注射胺碘酮后,心电图检查如图 B 所示。下一步诊治最佳选择是什么?

A. 静脉注射镁剂

B. 冠状动脉造影

C. 超声心动图

D. 经静脉放置临时心脏起搏器

A 32-year-old female without a significant past medical history presented to the ER with syncope. The patient has had flu-like symptoms including sore throat and fever one week ago. On that morning when she got out of bed, she passed out once. On admission, she was alert, awake and oriented. Troponin I 10.09ng/mL, serum K$^+$ 3.5mmol/L. The ECG in the ER is shown in Figure A. and after intravenous injection of amiodarone, the ECG is shown in Figure B.

What is the next most appropriate step?

A. intravenous magnesium

B. Coronary angiography

C. Echocardiogram

D. A temporary transvenous pacemaker

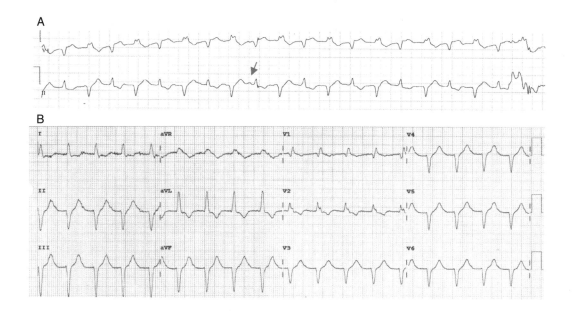

【正确选项:D】

解析:

通过题干和心电图可知,此患者有严重的急性心肌炎。

　　图 A 显示:偶见窦性 P 波(箭头所示);QRS 波呈左束支传导阻滞型和右束支传导阻滞型交替出现,左-右型 540ms 和右-左型 440ms,R-R 间期分别固定。这提示双向性室性心动过速。

　　双向性室性心动过速是一种少见但并不罕见的严重心律失常,其一旦出现,往往提示心脏严重受损或器质性心肌病变。最常见于药物中毒(洋地黄中毒较多见,还有乌头碱中毒、金刚烷胺类中毒等)、心肌缺血、扩张型心肌病和严重心肌炎,也可见于家族性低钾性周期性麻痹、Andersen-Tawil 综合征(*KCNJ2* 基因突变导致)及儿茶酚胺敏感型室性心动过速(CPVT)等。CPVT 引发的双向性室性心动过速多见于青少年。

　　双向性室性心动过速多为阵发性,有时可自限,但可反复发作。发作时可致黑蒙、晕厥等,甚至发生心室颤动而导致心源性猝死。其治疗原则是对因治疗。对于因心肌缺血和严重心肌病变引起的持续性双向性室性心动过速,可静脉应用具有钠离子通道阻滞作用的抗心律失常药。

　　患者虽然入院时神志已恢复清醒,但根据其 1 周前有明确的流感症状,入院检查肌钙蛋白 I 明显升高,心电检查同时发现"双向性室性心动过速"和"三分支传导阻滞",下壁和左胸导联 r 波极小。这些都提示心室肌受损严重,基本可以确定患者是急性暴发性心肌炎。在应用胺碘酮治疗双向性室性心动过速后,图 B 常规心电图显示窦性心动过速;一度房室传导阻滞,完全性右束支传导阻滞伴左前分支传导阻滞;Ⅱ、Ⅲ、aVF 及 V3~V6 导联 r 波极小。虽然不能完全确定一度房室传导阻滞的阻滞部位,但鉴于突然同时出现的右束支和左前分支的阻滞,结合此前的双向室性心动过速,说明希-浦系统出现严重损害,此Ⅰ度房室传导阻滞极可能发生在希氏束或左后分支,为"三分支传导阻滞",其很容易进一步加重,发展成高度甚至完全性房室传导阻滞。在此情况下,临时起搏治疗或许是唯一有效的治疗手段。其他诊断和治疗均应在其后。因此,下一步诊治的最佳选择是经静脉放置临时起搏器。

　　在急性暴发性心肌炎早期,出现双向性室性心动过速还是较为少见的,但由于心室肌损害弥漫、扩散,希-浦传导系统往往不能幸免,且其发展急骤、迅猛,发生完全性房室传导阻滞而致阿-斯综合征及猝死的概率较高。因此,一旦诊断为急性心肌炎,只要有新出现的双分支和(或)以上程度的传导阻滞,无论是否出现高度及完全性房室传导阻滞,在完善相关检查和使用激素等药物治疗的同时,即应尽快安装临时起搏器(不仅安装和拔除方便,价格较低,而且其阻滞大多都是可逆的)。此例中的患者在安装临时起搏器后约 1h 发生了完全性房室传导阻滞(见下图)。

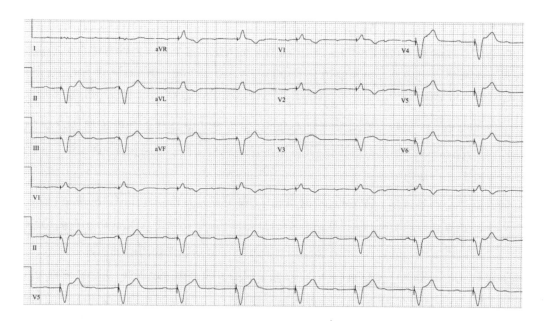

（命题、审校：严干新　翻译：赵晓静　解析：李国良）

题 8

患者,男,49 岁,因心悸、头晕、胸部压榨感到急诊就诊。既往体健,无晕厥史。入院心电图如下所示。血压:105/65mmHg(1mmHg≈0.133kPa)。对该患者采取的急救措施及后续进一步治疗方案是什么?

A. 静脉注射腺苷,然后射频消融。

B. 静脉注射利多卡因,然后进行冠状动脉造影和电生理检查。

C. 直流电复律,然后植入 ICD。

D. 静脉注射普鲁卡因胺,然后射频消融。

E. 静脉注射艾司洛尔,然后射频消融。

A 49-year-old man presented to the emergency department with palpitations, lightheadedness and chest pressure. He denied syncope. He had no additional past medical history. The following ECG was obtained. BP was 105/65mmHg. What first aid measures should be taken for the patient and what is the next step of treatment?

A. Adenosine (intravenous), RF ablation.

B. Lidocaine (intravenous), coronary angiogram and EP study.

C. DC cardioversion, implantable cardioverter defibrillator (ICD) implantation.

D. Procainamide (intravenous), RF ablation.

E. Esmolol (intravenous), RF ablation.

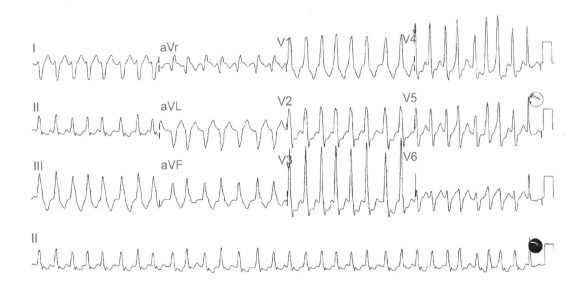

【正确选项:D】

解析：

本题应首先明确心电图诊断。心电图表现为 RR 间期绝对不整；QRS 波群形态及时限存在差异，V4~V6 导联尤为明显。心电图诊断为心房颤动伴心室预激、左侧旁路。应与 VT 鉴别，单源性室性心动过速的 RR 间期及 QRS 形态往往相对固定。

心室预激患者发生心房颤动的概率达 30%，发生机制与旁路逆传对心房电生理性质的影响、遗传特征及心房颤动易感性增加有关。《2019 ESC 室上性心动过速患者管理指南》推荐，对于心房颤动合并旁路前传者，转复节律意义大于控制心室率，对于短不应期旁路合并血流动力学不稳定者，推荐直流电复律（Ⅰ类推荐）。对于血流动力学稳定者，应首选药物治疗。药物治疗的原则基于房室结与房室旁路电生理特性不同。房室结由"钙控"的慢反应细胞组成，而绝大多数房室旁路则由"钠控"的快反应细胞组成。治疗心房颤动伴心室预激时，应选用可延长房室旁路，即快反应细胞有效不应期的药物，如钠离子通道阻滞剂或钾离子通道阻滞剂，而不用单独作用于房室结的药物。指南推荐静脉应用普鲁卡因胺或伊布利特（Ⅰ类推荐）。在远期治疗方面，推荐行旁路射频消融（Ⅰ类推荐）。这是因为短不应期旁路（如本例心电图显示心房颤动伴快速心室率）有导致心脏性猝死的风险，故本题选项 D 为最佳选项。

选项 A，腺苷不宜用于预激合并心房颤动患者，因腺苷可缩短旁路不应期，且可诱发心室颤动，故不考虑。

选项 B，国内外有个案报道利多卡因对预激合并心房颤动的患者有效，机制可能与其一定程度延长旁路不应期有关，没有必要进行冠状动脉造影。

选项 C，该患者血流动力学暂时稳定，当药物治疗无效时才考虑直流电复律（Ⅰ类），因成功的射频消融旁路治疗可以去除心脏性猝死的风险，择期植入 ICD 并无必要。

选项 E，艾司洛尔对控制单纯心房颤动心室率效果良好，但其可通过显著影响血压引起反射性交感神经张力升高，增加心房颤动时心房冲动经旁路前传心室的比率，故不予选择。

值得一提的是，除上述药物外，常用的抗心律失常药物，例如，地高辛、胺碘酮、其他 β 受体阻滞剂、非二氢吡啶类钙离子拮抗剂等均禁用于心房颤动伴预激患者。因为地高辛可缩短旁路前传不应期，另外三者可致药源性低血压，引起反射性交感神经张力升高，且房室结阻断效应可减少隐匿性传导对旁路前传的抑制。上述机制均可致心房颤动时心房冲动经旁路前传至心室的比例增加，从而导致过快的心室率，甚至诱发恶性室性心律失常。

（命题、审校：严干新　翻译：赵晓静　解析：李艺）

题9

当电生理检查结果为阴性时,下列哪种心律失常机制最不可能被确切排除?

A. AVNRT

B. 严重的希–浦系统病变

C. 旁路

D. 缺血性心肌病所致 VT

E. 窦房结功能不良

Which of the arrhythmic substrates is least likely to be definitely ruled out with a negative EP study?

A. AVNRT

B. Severe His-Purkinje disease

C. Accessory bypass tract

D. VT due to ischemic cardiomyopathy

E. Sinus node dysfunction

【正确选项:E】

解析:

对于折返性心律失常(如 AVNRT)、旁路参与的 AVRT 及缺血性心肌病的单形性室性心动过速,电生理检查的敏感性通常在90%以上。

心内电极在希氏束附近记录到的 HV 间期代表从希氏束经浦氏纤维到达心室的传导时间,正常为 35~55ms。当 HV 间期长于 55ms 时,提示可能存在希–浦系统病变;当 HV 间期长于 70ms 时,则提示严重的希–浦系统病变。电生理检查检测严重希–浦系统病变的敏感性也较高(约 90%)。然而,电生理检查检测窦房结功能低下的敏感性<50%。

另外,电生理检查评估遗传性离子通道病(长 QT 综合征、J 波综合征等)相关心律失常风险的敏感性也较低。

当某个检查的敏感性较高时,这个检查的假阴性就较低。当敏感性为 100% 时,假阴性即为 0。反之,当检查的敏感性低时,这个检查的假阴性就较高。电生理检查检测窦房结功能低下的敏感性<50%,说明 50% 以上的窦房结功能低下的患者会被漏诊。

(命题、解析、审校:严干新 翻译:李艺)

题 10

患儿,男,13 岁,近 1 周内发作 2 次抽搐,由父亲陪同到急诊就诊。心电图如下所示。2D 超声心动图正常。该男孩抽搐发作最可能被下列哪项诱发?

A. 门铃   B. 发热

C. 熟睡   D. 游泳

A 13-year-old boy was brought to the ED by his father after two episodes of seizure activities in the past week. The following ECG was obtained. 2D echocardiography was normal. Which of the following is most likely to induce convulsions in the boy?

A. Doorbells   B. Fever

C. Deep sleep   D. Swimming

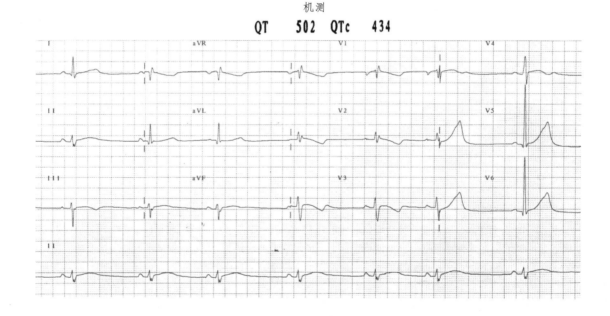

机测

QT   502   QTc   434

【正确选项:A】

解析:

该题的诊断切入点是病史和辅助检查(心电图、超声心动图等)。

1.关于病史:"患儿,2 次抽搐"。首先提炼患者对病情的描述,"抽搐"可以理解为神经-肌肉疾病的病理现象,即不随意运动的表现,为横纹肌的不随意收缩。常见于神经源性癫痫、高热、破伤风、狂犬病等。"抽搐"也可以理解为心源性阿-斯综合征。儿童若出现抽搐样症状,在没有结构性心脏病的情况下,首先要考虑心脏离子通道病致意识丧失及晕厥的可能。

2.关于辅助检查:因二维超声心动图正常,所以可排除结构性心脏病。通过观察心电图可知,该患者有心脏离子通道病。常见的导致晕厥的致死性离子通道病包括长 QT 综合征(LQTS)、Brugada 综合征、CPVT。结合心电图 QT 间期及 T 波可疑异常的特点,所以,应围绕长 QT 综合征进行鉴别诊断。

3.关于心电图诊断:这个题目的焦点是 QT 间期的计算及对 T 波的分析(不能依靠心电图机的计算)。该患者机器数据显示 QT 间期 502ms,心率 50 次/分,QTc 间期 434ms,但实际的 QT 间期及 QTc 间期均比以上数据长很多。长 QT 间期分析的 3 个要点包括 QT 间期测量、QT 间期校正和 LQTS 心电图分型(诊断原发性,排除继发性)。

(1)QT 间期测量方法:QT 间期是 QRS 起点至 T 波终点的时间间期。QT 间期测量通常采用 Ⅱ 或 V5 导联。鉴于 QT 间期延长的重要临床意义,指南明确指出对于有疑问的 QT 间期需要重新人工测量[1]。此例手动测量 V5 导联 QT 间期约为 580ms。

(2)QT 间期校正:经心率较正后,此例患者 QTc 间期约为 528ms。QTc 间期延长的标准为:女性≥460ms,男性≥450ms。此例 QTc 间期远长于 460ms。在排除引起 QT 间期延长的获得性因素后,QTc 间期远长于 500ms,可诊断遗传性 LQTS。

(3)遗传性 LQTS 心电图分型:LQT1 型,心电图特点为 QT 间期延长,T 波幅度高,且基底部宽,形态正常;LQT2 型,心电图特点为 T 波低平,出现 U 波;亦可出现明显的双峰 T 波(或切迹),最常见于下壁和中胸导联(V3、V4),诊断特异性强;LQT3 型,心电图表现为 ST 段延长,T 波延迟出现,非对称性高耸或呈双相。

4.关于诱因问题(心脏事件触发因素)

(1)LQT1 型:运动因素占 68%,是最主要诱因,其中游泳是一个较为特殊的诱因,这与 KCNQ1 突变失去儿茶酚胺调控机制相符合。

(2)LQT2 型:多由突发声音刺激诱发尖端扭转性室性心动过速(TdP)。最典型为睡眠中被闹铃惊醒;其他声音刺激包括门铃、电话铃声,甚至飞机飞过头顶的噪声。

(3)LQT3 型:64%发生在睡眠/休息时,而运动作为诱因仅占 4%。

该患者的心电图提示 LQT2 型,选项 A 正确。在美国医疗官司比较多的情况是:儿童以癫痫为表型的疾病,按照癫痫治疗后死亡,其实儿童患的可能是心脏离子通道病。

参考文献

[1] Galen S. Wagner and Peter Macfarlane and Hein Wellens and Mark Josephson and Anton Gorgels and David M. Mirvis and Olle Pahlm and Borys Surawicz and Paul Kligfield and Rory Childers and Leonard S. Gettes.AHA/ACCF/HRS

Recommendations for the Standardization and Interpretation of the Electrocardiogram: Part VI: Acute Ischemia/Infarction A Scientific Statement From the American Heart Association Electrocardiography and Arrhythmias Committee, Council on Clinic[J].Journal of the American College of Cardiology, 2009.DOI:10.1016/j.jacc.2008.12.016.

（命题、审校：严干新　翻译：李艺　解析：尹德春　蒋泽华）

题 11

患儿,男,13 岁,其晕厥时的动态心电图如下图所示。下列哪项不是该快速性心律失常的特征?

A. 氟哌啶醇注射液可引起类似的心电图改变和 VT

B. 这种多形性 VT 由早期后除极诱发

C. 通过起搏提高心率可消除早期后除极

D. 美西律可以抑制这种多形性 VT

E. 急性冠状动脉阻塞可以引起这种多形性 VT

The following Holter ECG was obtained in a 13-year-old boy referred for evaluation of syncope. Which of the followings is not a characteristic of this tachyarrhythmia?

A. Haloperidol Injection can produce similar ECG changes and VT

B. Polymorphic VT is initiated by early afterdepolarizations

C. Pacing to increase the HR can abolish early afterdepolarizations

D. Mexiletine suppresses this polymorphic VT

E. Acute coronary artery occlusion can cause this polymorphic VT

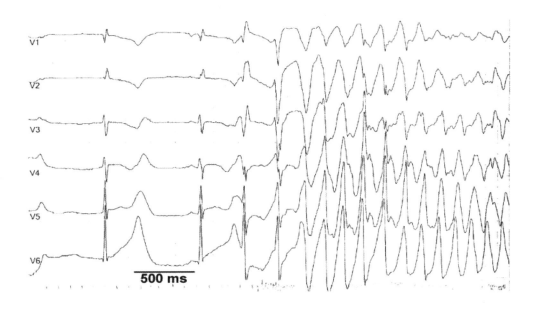

【正确选项:E】

解析：

　　心电图显示 QT 间期显著延长并伴有 Tp-e 间期的延长，R-on-T 室性期前收缩诱发了多形性室性心动过速的发生。这是典型的 TdP。根据这份心电图，应高度怀疑该男孩患有先天性长 QT 间期综合征（LQTS）。而后的基因检查也证实了该男孩患有 2 型 LQTS。值得注意的是，多形性室性心动过速不等同于 TdP。在 2017 美国心脏协会（AHA）/美国心脏病学会（ACC）/美国心脏节律协会（HRS）关于室性心律失常与心源性猝死处理指南中，对 TdP 定义为：发生在长 QT 基础上的多形性室性心动过速。

　　虽然 TdP 定义纠正了临床医生对 TdP 与多形性室性心动过速的混淆，但其定义并不完整。笔者认为，TdP 的诊断应符合下面几个条件：①QT 间期延长显著（QTc 间期≥500ms）；②多形性室性心动过速；③R-on-T 室性期前收缩的偶联间期>450ms（<350ms 可排除 TdP；350~450ms 是灰色区，应根据临床情况而定）。TdP 的触发机制是早期后除极（EAD）引发的 2 相折返。EAD 产生的室性期前收缩一般落在 T 波的下降支或末端，偶联间期较长。而急性冠状动脉阻塞引发的多形性室性心动过速或心室颤动则由偶联间期较短的室性期前收缩诱发；且急性冠状动脉阻塞在绝大多数情况下，基础心电图 QTc 间期不会长于 500ms，除非合并有其他引起 QT 间期延长的因素。所以，急性冠状动脉阻塞引起的多形性室性心动过速通常不是 TdP。

　　其他选项均正确。氟哌啶醇抑制 IKr 电流，可延长 QTc 间期，特别是静脉注射时，有可能引发 TdP。由于 EAD 容易在心动过缓时发生，通过起搏提高心率可消除 EAD。不管是何原因，QT 间期延长都会直接或间接地使晚钠电流增大，而美西律作为晚钠电流抑制剂，可抑制该内向电流，在缩短 QTc 间期的同时，抑制 TdP 的发生。

　　（命题、审校：严干新　翻译：张余斌　解析：郭秉晟）

题 12

患者,女,70 岁,既往体健,因阵发性心房颤动开始服用普罗帕酮(心律平)200mg,TID,1 周后心电图提示窦性心律伴非特异性室内传导阻滞(QRS 间期 125ms),接下来哪项处理最合适?

A. 治疗不变。

B. 普罗帕酮减量至 100mg,TID。

C. 停用普罗帕酮。

D. 推荐起搏器治疗。

A 70-year-old female with paroxysmal atrial fibrillation was started on propafenone 200mg TID. She had been done well. ECG revealed sinus rhythm with nonspecific intraventricular block (QRS 125ms) one week ago. Which of the following is appropriate for the next step?

A. No change.

B. Reduce dose of propafenone to 100mg TID.

C. Discontinue propafenone.

D. Recommend pacer implant.

【正确选项:B】

解析:

普罗帕酮属于Ⅰc类抗心律失常药物,适用于室上性心动过速(SVT)及心房颤动患者的治疗。其可抑制包括心肌在内的心脏传导系统,对希–浦系统作用最明显,而对房室结影响较小,即使在治疗剂量时,也可造成束支传导阻滞等传导系统的异常。因此,使用时应注意监测心电图,特别是 QRS 间期。如心电图提示 QRS 波时限较基线增加>25%,应减少药量。该患者出现非特异性室内传导阻滞(QRS 间期 125ms),可减量后继续观察,暂不需要停药。

(命题、解析、审校:欧加福　翻译:闫迎川)

题 13

患者,男,64 岁,2 年前因窦房结功能障碍和完全性房室传导阻滞植入双腔起搏器,此次因间歇性心悸就诊。在进行心电图检查时,患者自觉心悸发作,症状持续至心电图完成后 1min。下列哪种干预措施最有可能减轻他的心悸症状?

A. 缩短心室后心房不应期　　　　B. 更换心室电极

C. 缩短房室延迟间期　　　　　　D. 美托洛尔 25mg,BID

E. 提高低限频率至 80 次/分

　　A 64-year-old male with a history of sinus node dysfunction and complete atrioventricular block, who underwent dual-chamber permanent pacemaker 2 years ago. This time he sought medical attention due to intermittent palpitations. During the ECG examination, he felt the onset of palpitations, which continued until one minute after the completion of the ECG. Which of the following interventions is most likely to decrease his symptomsof palpitations?

A. Shortening his postventricular atrial refractory period (PVARP)

B. Ventricular lead revision

C. Decreasing his atrioventricular delay

D. Metoprolol 25mg BID

E. Increasing his lower rate to 80bpm

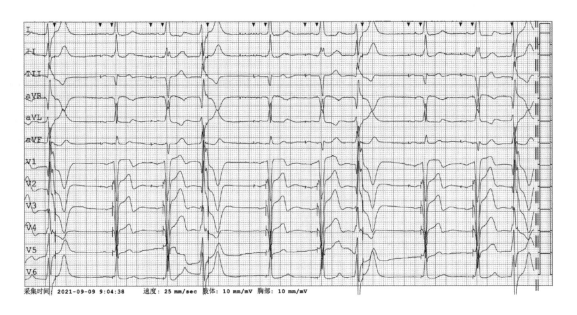

采集时间:2021-09-09 9:04:38　　速度:25 mm/sec　肢体:10 mm/mV　胸部:10 mm/mV

【正确选项:D】

解析：

　　上图所示的 4 个宽 QRS 都是室性期前收缩，与起搏无关。目前，没有起搏器功能障碍的证据，因此，没有必要调整起搏器的设置或者更换心室电极。应尝试进行抗心律失常治疗，如 β 受体阻滞剂。若药物治疗不成功且患者仍有明显的症状时，可考虑行室性心律失常的射频消融。

（命题、解析、审校：欧加福　翻译：闫迎川）

题 14

患者,男,67 岁,主动脉瓣狭窄。术前的心电图除左心室高电压外,基本正常。主动脉瓣置换术一天后的心电图如下所示。心脏科专家们在讨论该病例心电图文氏传导机制时,各抒己见。你认为哪位教授的说法更合理?

A. 张教授认为,快反应细胞的传导是"全和无",可排除希-浦系统的参与。

B. 黄教授认为,希-浦系统的损伤致 4 相传导阻滞,可表现为文氏传导。

C. 刘教授认为,文氏传导,不管是房室结还是希-浦系统,都是 3 相传导阻滞。

D. 阎教授认为,房室结 3 相文氏传导阻滞,左束支 4 相传导阻滞。

A 67-year-old male with severe aortic valve stenosis who was admitted for aortic valve replacement. His ECG prior to the surgical procedure was normal except left ventricular high voltage. The ECG one day after aortic valve replacement is shown below. Cardiologists in the department had the following discussion regarding the possible mechanisms for wenckebach conduction. Which of the following statements is more reasonable?

A. Prof. Zhang believed that involvement of the His-Purkinje system could be ruled out because conduction of the fast response myocyte is "all or none".

B. Prof. Huang believed that injury in the His-Purkinje system resulted in phase 4 block that could manisfest as wenckebach conduction.

C. Prof. Liu believed that wenckebach conduction is phase 3 block regardless if it occurs at AV node or the His-Purkinje system.

D. Prof. Yan believed that phase 3 block at AV node, but phase 4 block in left bundle.

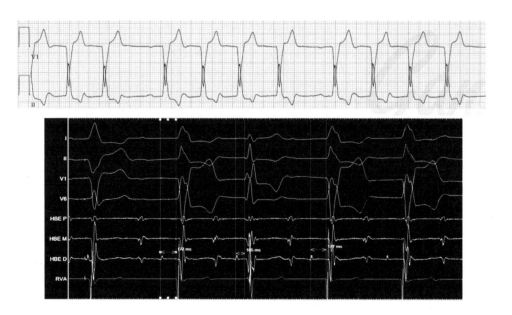

【正确选项:C】

解析:

从腔内图上可以观察到,AA 间期是没有变化的(850ms)(如下图所示),AH 间期是恒定不变的(约 270ms,大于正常的 AH 间期范围,提示存在有房室结传导阻滞),而 HV 间期长短有变化,所以可以推测引起心室 RR 间期发生变化的阻滞部位是在希氏束以下, 也就是束支水平。由于 AH 间期恒定不变,所以可以排除选项 **D**,也就是说,房室结没有发生文氏传导。另外,HV 间期长短变化发生在束支水平,也就是说希-浦系统参与了阻滞的发生,这样就排除了选项 **A**。

HV 间期较长时(177ms),QRS 是左束支阻传导滞型,激动是从右束支下传心室;HV 间期较短时(106ms),QRS 是右束支传导阻滞型,激动是从左束支下传心室。

这就提示左束支前传速度快于右束支,同时,左束支有效不应期长于右束支。

那么当左束支发生二度传导阻滞时, 心房激动可以通过右束支传导到心室, 就形成 1 个长 HV 间期,而在左束支脱离有效不应期时,左、右束支同时前传心室,但由于左束支传导速度快于右束支,那么就形成 1 个右束支传导阻滞型 QRS,同时 HV 间期变短。

由于本病例中,AA 间期(约 850ms)是没有变化的,而 4 相传导阻滞一般是发生在 AA 间期变慢的过程中,所以选项 **B** 也不正确。

从体表心电图上可以观察到反复出现 PR 逐渐延长, 直至脱落的现象,这实际就是比较典型的文氏现象,那么从腔内图上看,第 3 跳的 HV 间期是 105ms,第 4 跳的 HV 间期是 177ms,发生了递减性延长,那么可以考虑是左束支发生了逐搏递减,也就是文氏现象,而文氏现象是发生在动作电位 3 相的一种阻滞现象,那么选项 **C** 是符合上述推断的正确选项。

此外,这个病例不仅仅是左束支发生了文氏阻滞,而且还存在高度传导阻滞,这可以从最后的连续 2 跳都是完全性左束支传导阻滞且 HV 间期延长进行推测。实际上,这个患者在术后确实发生了文氏阻滞和高度传导阻滞,第 1 跳有心室起搏信号,实际就是因为安装了临时起搏器。

注:HV 间期从 105~177ms 的连续变化,腔内图记录中是重复出现的,这张腔内图其实只是截取了整个记录过程中的一部分, 后面还有 2 个连续的完全性左束支传导阻滞及 HV 间期(177ms),其实这里是出现了左束支的高二度传导阻滞,患者在主动脉瓣膜换瓣术后出现这种情况,考虑阻滞和手术损伤有关,向术者咨询得知,实际上这个患者出现二度房室传导阻滞后,植入了临时起搏器,前面的第一个起搏信号就是临时起搏器。

另外这个体表心电图和腔内图并不是同步记录的。

虽然腔内图略短,但可以结合排除 4 相传导阻滞及对阻滞发生部位的论述来排除其他选项。

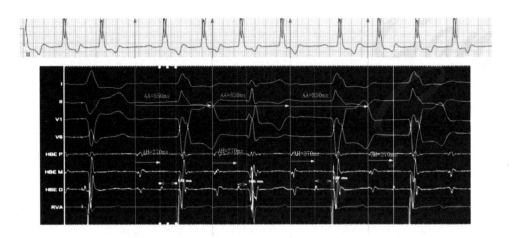

(命题、审校：严干新　翻译：曹怿玮　解析：刘柏刚)

题 15

下列哪项不是发生折返性心律失常的必备条件？

A. 存在发生折返的解剖学障碍

B. 存在传导特征显著不同的两条通路

C. 一条通路单向传导阻滞

D. 一条通路缓慢传导后经另一通路折返

Which of the followings is not a prerequisite condition for the reentrant arrhythmia?

A. An anatomical obstacle around which the impulse reenters

B. Two functionally distinct conduction pathways

C. Unidirectional block in one pathway

D. Slow conduction via one pathway with return via the second

【正确选项：A】

解析：

折返性心律失常发生的三要素为 2 条通路、一条单传导阻滞和另一条缓慢传导。解剖学障碍是其发生的常见因素，如沿着心肌梗死后心室肌瘢痕组织折返的单形性室性心动过速，沿着三尖瓣或二尖瓣环折返的心房扑动。但解剖学障碍并非折返性心律失常发生的必要条件。传导速度及有效不应期的巨大差异造成的功能性障碍也可导致折返性心律失常。此种功能性折返包括沿固定径路折返的 AVNRT、AVRT、束支折返性心动过速等，也包括沿非固定径路折返的多形性室性心动过速等。不管折返径路固定与否，折返发生的最重要的必要条件是折返波长(传导速度×有效不应期)短于折返径路的长度。

(命题、解析、审校：严干新　翻译：汪凡 马淑荣)

题 16

以下心律失常中哪项不是折返机制？

Which of the following arrhythmias is not a reentrant arrhythmia?

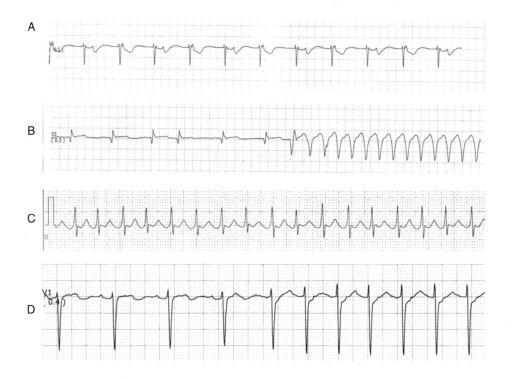

【正确选项：A】

解析：

图 A 是交界性心律伴交替性快慢径逆传(注意交替逆传的 P'波形态完全相同)，为自律性增高的心律失常。

图 B 为单形性室性心动过速。Ⅲ导联上可以看到明显的 Q 波，提示该患者有过心肌梗死。该室性心动过速由沿左心室下壁瘢痕的折返激动所致。

图 C 是典型心房扑动(图 1 中箭头所示为心房扑动波)，为跨过三尖瓣环峡部大折返环路的折返运动。

图 D 为房性期前收缩诱发的典型性房室结折返性心动过速，为房室结快慢径之间的折返:沿慢径下传，快径逆传(图 2 中空心箭头所示为提前的期前收缩 P 波，箭头所示为 AVNRT 逆传的P'波)。

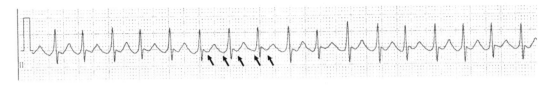

图 1

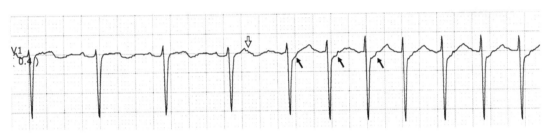

图 2

（命题、解析、审校：严干新　翻译：汪凡）

题 17

以下哪项 ECG 有可能是 VT 或心室颤动?

Which of the following ECGs is likely VT or ventriwlar fidrillation (VF)?

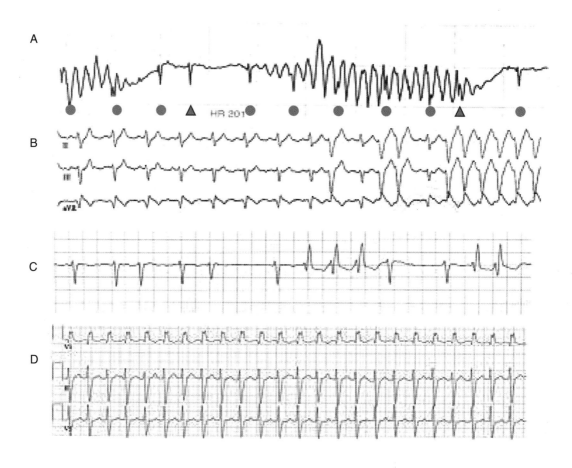

【正确选项:D】

解析:

图 A 看上去貌似是正确选项,但是在得出任何"病理性诊断"结论前必须排除心电图伪差或干扰。仔细观察这例心电图,在宽 QRS 波中间可见间断出现的"切迹"。其中 2 个三角(期前收缩)前圆点的间距都是相等的,为基本心律。当然也需结合患者临床表现进一步明确。

图 B 干扰性最强,初看诊断是窦性心律(Ⅱ 导联 QRS 波群前有貌似明确的、规律出现的 p 波)、室性期前收缩、成对室性期前收缩、室性心动过速。但用分规测量时,会发现宽 QRS 波间距恰好是窄 QRS 波间距的 1/2,这种现象显然无法用常见的室性心律失常解释。实际上,该图窄 QRS 波群为 2:1 下传的心房扑动,在图中Ⅲ导联的中段上显示明显的心房扑动波(下图中箭头所示);而宽 QRS 波群实为 1:1 下传的心房扑动伴差异传导。该患者门诊用药包括Ⅰc 类抗心律失常药(氟卡尼),心房扑动 1:1 时 QRS 波群增宽,是因为氟卡尼对钠离子通道的抑制具有"使用依赖性",当心室率增快时室内传导反而减慢。

图 C 基本节律为心房颤动,在长 RR 间期后出现典型的呈完全性 RBBB 图形、连续 3 跳及 2 跳的宽 QRS 波群,应首先考虑为 Ashman 现象。后者是指心脏"钠控"组织不应期的长短和前一搏动心动周期的长短呈正相关。长 RR 间期后不应期长,短 RR 间期后不应期短。若在长 RR 间期后有一适时并提早出现的室上性搏动,很容易发生时相性室内差异性传导,通常情况下,右束支的不应期较左束支长,故差异性传导的 QRS 波群常呈 RBBB 型。当这种差传连续出现时,则为蝉联现象。

图 D 为节律规整的宽 QRS 波群心动过速,在第 4 个及第 20 个 QRS 波群前可见明确的 P 波,存在房室分离,证实为 VT。

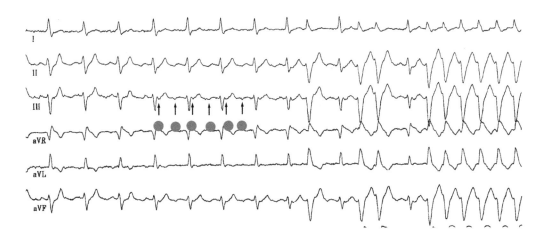

(命题、解析、审校:严干新　汪凡　翻译:师睿)

题 18

当怀疑某患者有隐匿性长 QT 间期综合征,即基因型阳性,但静息心电图上的 QTc 正常时。以下哪项检查和反应有助于诊断隐匿性长 QT 综合征?

A. 运动试验时 QT 间期适当缩短

B. 电生理检查程序刺激诱发出 TdP

C. 低剂量肾上腺素输注反而引起 QT 间期延长

D. Holter 监测显示睡眠期间 QTc 延长

When the patient was suspected to have concealed long QT syndrome (genotype positive), but the QTc on the resting ECG was normal. Which of the following tests and responses is helpful for diagnosing concealed long QT syndrome?

A. Exercise testing shortens the QT interval appropriately

B. Ep study induces TdP with programming stimulation

C. Paradoxical lengthening of the QT interval with low-dose epinephrine infusion

D. Holter monitor shows QTc prolongation during sleep

【正确选项:C】

解析:

在长 QT 间期综合征的患者中,有 20%~25% 的患者基因型阳性,但 QTc 间期正常,即所谓的隐匿性长 QT 间期综合征。对于此类患者,2013 年美国心脏节律协会/欧洲心律协会/亚太心律学会关于遗传性原发性心律失常综合征的专家共识推荐将卧位转立位、运动试验恢复期、静注肾上腺素等激发试验用于揭示长 QT 间期综合征,尤其是 LQT1 的存在。其理论基础主要基于 IKS 功能突变对交感神经刺激反应减弱,动作电位 3 期复极时间缩短不明显甚至延长。通常,以上激发试验均可使正常人 QT 间期及 QTc 间期适当缩短,而 LQTS,尤其是 LQT1 患者 QT 间期缩短不明显,甚至矛盾性延长。当然,若 QT 间期正常缩短或不延长也并不能排除 LQT1 以外的其他基因型 LQTS。按照梅奥标准,QT 间期在静注肾上腺素期间矛盾性延长(>30ms)提示隐匿性 LQT1 的阳性预测值为 75%。

睡眠期间 QTc 间期延长并无揭示隐匿性长 QT 间期综合征的特异性,电生理检查在 LQTS 的诊断中亦并无价值。

LQT1 患者应用肾上腺素静注前后 QT 间期变化如图 1 所示[1]。

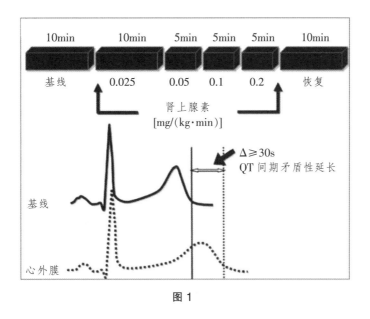

图 1

参考文献

[1] Vyas H, Ackerman M J .Epinephrine QT stress testing in congenital long QT syndrome.[J].Journal of Electrocardiology,2006，39（4-supp-S）：S107–S113.DOI：10.1016/j.jelectrocard.2006.05.013.

（命题、解析、审校：严干新 汪凡 翻译：师睿）

题 19

患者,男,85 岁,既往因窦房结功能障碍植入圣犹达双腔起搏器,现因呼吸困难就诊,心电监测如下图。下列哪项描述是正确的:

A. PMT:延长 PVARP。　　　　　　B. 降低起搏频率可解决此问题。

C. 间歇心房不夺获:提高心房起搏电压。　D. 正常房室顺序起搏:不干预。

An 85-year-old male with a history of sinus node dysfunction status post implantation of a ST Jude dual-chamber who presented with dyspnea. The ECG is shown below. Which of the following statements is correct?

A. PMT: Prolonging PVARP.

B. A decrease in the pacing rate may correct the issue.

C. Intermitent atrial non-capture: increasing atrial pacing amplitude.

D. Normal atrioventricular sequential pacing: do nothing.

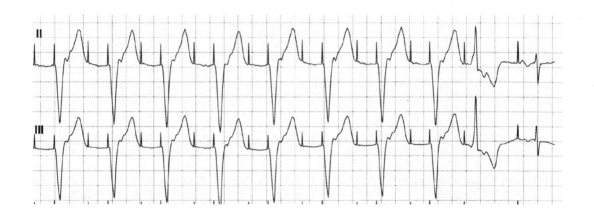

【正确选项:B】

解析:

该心电图有 2 个特点:①在下肢 Ⅱ 和 Ⅲ 导联上,每一起搏的 QRS 波群后均有一倒置的逆行 P 波;②心房刺激信号后并无起搏的心房波,提示心房失夺获。实际上,这是一种发生于植入双腔起搏器,并有完整室房逆传功能患者的心律失常,即反复性非折返性室房同步(RNRVAS)。因其逆传 P 波进入到 PVARP 内,发生了不应期内感知(AR 事件),随后正常发放的心房起搏脉冲,因心房尚在逆传 P 波引发的有效不应期内,从而发生功能性失夺获。

该类患者出现呼吸困难主要是因为心房失夺获导致房室顺序收缩消失;室房逆传导致心室

和心房同时收缩。处理的方法：应降低起搏频率或缩短 AV 间期，使刺激信号落在逆行 P 波引发的心房有效不应期外，从而使心房正常夺获。当心房正常夺获后，室房逆传将会因遇到心房激动下传径路上的组织不应期从而终止。

当然，当 PAV 间期相对较长而起搏频率又不太快时，起搏刺激及室房逆传引起的心房刺激均可以脱离各自产生的有效不应期而得以夺获心房，严干新教授称之为"RNRVAS 1:2 S"现象。这里的"1"指的是一个心室激动；"2"指的是 2 个心房激动；"S"为同步，包括室房逆传引发"坏的"房室同步，以及房室顺序起搏引发"好的"房室同步。

（命题、审校：严干新　翻译：尹德春　解析：汪凡 张余斌）

题 20

患者,男,35 岁,既往体健,因一次晕厥发作而就诊。患者在和朋友一起骑自行车时,突然昏倒,倒地后又恢复意识。患者是被收养的,家族史不详,心电图如下所示。下列哪项陈述是正确的?

A. 超声心动图显示右心室增大,收缩功能轻度下降。

B. 心脏磁共振显示室间隔基底部晚期钆增强。

C. 该患者在未来 10 年内可能会发展为房室传导疾病。

D. 超声心动图显示左心室肥厚伴斑点状改变。

A 35-year-old previously healthy male presented to the clinic after an episode of syncope. The patient was bicycling with friends when he suddenly passed out and regaining consciousness after falling to the ground. Family history is unknown because the patient was adopted. His ECG is shown below. Which of the following statements is true?

A. Echocardiogram shows right ventricle enlargement with a mild reduction in systolic function.

B. Cardiac MRI shows the late gadolinium-enhancement in the ventricular basal septal wall.

C. This patient will likely develop AV conduction disease in next 10 years.

D. Echocardiogram shows left ventricle hypertrophy with "speckled" pattern.

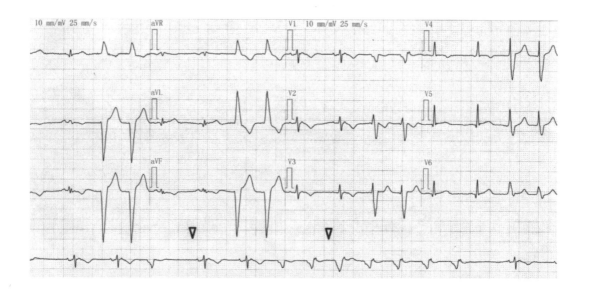

【正确选项:A】

解析：

　　对于既往体健的 35 岁男性，于运动中(骑自行车)出现晕厥，不符合常见的神经介导性晕厥及直立性低血压相关晕厥的特点。结合其异常的心电图表现，考虑心源性晕厥的可能性大。仔细观察其心电图，其特点符合致心律失常性右心室心肌病(ARVC)的诊断标准：1 条主要标准(胸前导联见 Epsilon 波)+2 条次要标准(左束支传导阻滞型的室性期前收缩+胸前导联 T 波倒置)，故该患者考虑诊断为 ARVC。大多数 ARVC 患者在 10~50 岁起病，平均诊断年龄约 30 岁。婴儿和幼儿几乎不发生该病，10 岁之前该病少见。目前已经明确 ARVC 青少年及成人心脏性猝死(SCD)与运动的关系。ARVC 的病理改变主要累及右心室，但并不局限于右心室，还可移行至左心室游离壁(常见于进展期)，由纤维脂肪组织替代正常心肌，通常起始于心外膜下或中层心肌，逐渐进展至心内膜下心肌，只有心内膜和肌小梁可能不受累。累及部位多在发育不良三角，主要是右心室流出道、心尖部和下侧壁靠近三尖瓣环处。ARVC 患者超声可表现为右心室扩大、右心室射血分数(EF)值降低、右心室室壁变薄、右心室室壁瘤等，可伴或不伴左心室受累。故选 **A**。

　　选项 **B** 提示结节病(CS)。CS 患者的平均年龄要高于 ARVC 的患者，一般在 40 岁以上。CS 的超声心动图和心脏 MRI 多呈非特异性改变，表现多样，但比较典型的特征是室间隔基底变薄，局部心外膜和中层心肌可见钆剂延迟增强(LGE)。值得注意的是，CS 和 ARVC 有时候容易混淆，部分 CS 患者满足 ARVC 的确诊标准。ARVC 的一些所谓特征性改变，如 Epsilon 波在 CS 中也可观察到。与 ARVC 相比，CS 患者更多见 LVEF 降低，左心室间隔受累。另外心电图上，房室传导阻滞在 ARVC 中罕见，但在 CS 中却很常见，随着病程的进展可出现二度 Ⅱ 型或三度房室传导阻滞，因为 CS 可导致室间隔基底瘢痕或肉芽肿影响传导系统或相关供血动脉受累。此外，CS 室性心律失常的 QRS 波形态既可以呈左束支传导阻滞型，也可呈右束支传导阻滞型。而 ARVC 的室性期前收缩和 VT 通常呈左束支传导阻滞型。

　　选项 **C** 指的是结节病的患者会发展为房室传导阻滞。

　　选项 **D**，超声心动图示左心室肥厚伴斑点样改变，这是心肌淀粉样变的相对特异性超声改变。其心电图多表现为肢体导联低电压、胸前导联 R 波递增不良、V5~V6 导联 R 波明显降低、伪梗死波等。心肌淀粉样的患者临床上存在两种不匹配，一是心肌肥厚和肢体导联低电压的不匹配；二是心房增大和心电图中 P 波形态的不匹配。

　　(命题、解析、审校：严干新　　翻译：尹德春　王艳彩)

题 21

下列哪项中存在 4 相传导阻滞？

Which of the following ECGs show phase 4 conduction block?

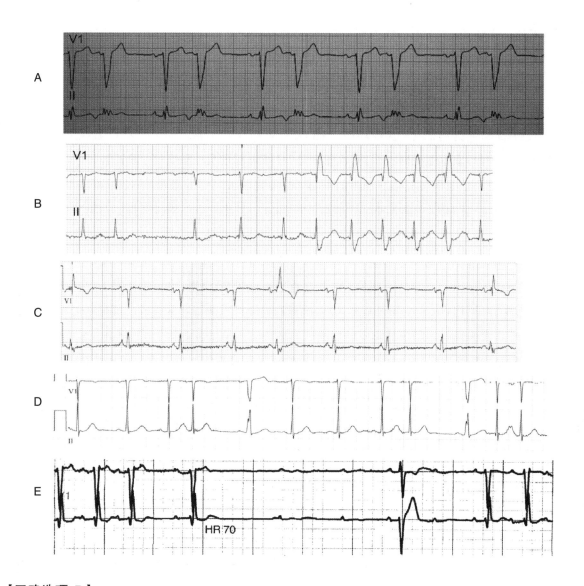

【正确选项：D】

解析：

　　4 相传导阻滞是指心率减慢、心动周期延长时出现的阻滞（传导减慢或中断）现象，又称为慢频率依赖性阻滞。与之相对应的是 3 相传导阻滞。它是指心率加快、心动周期缩短时出现的阻滞现象,即快频率依赖性阻滞。根据 3 相及 4 相传导阻滞的定义,不难看出图 A、B、C 为 3 相传导阻滞,图 D 为 4 相传导阻滞。

具体分析如下:图 A 及图 C 为提前出现的房性期前收缩伴下传的 QRS 波增宽(功能性左束支传导阻滞及功能性右束支传导阻滞);图 B 基本心律为心房颤动,当心率较前增快时,出现功能性右束支传导阻滞伴蝉联现象;图 D 为房性期前收缩代偿间歇后"慢频率依赖"的 QRS 波增宽(4 相左束支传导阻滞可能)。

图 E 类似长周期(P3-P4)引发的 4 相房室传导阻滞,但仔细观察不难发现,其发作前 PP 间期及 PR 间期均逐渐延长,存在窦房结及房室结同时受累的证据,故考虑实为迷走神经参与的房室传导阻滞;在诊断 4 相传导阻滞前必须首先排除该种房室传导阻滞。图 E 的发生机制是迷走神经兴奋引起的房室结膜电位超极化,而 4 相传导阻滞的机制是希-浦系统细胞 4 相自动除极,膜电位负值(绝对值)减少,膜反应性降低,可供使用的钠离子通道数目减少。

(命题、解析、审校:严干新　翻译:赵晓静)

题 22

钠控心脏组织(如浦肯野细胞)前周期长时,其不应期会"长",钙控心脏组织(如房室结)前周期长,不应期会"短"。关于这个电生理现象,下面哪些论述是错误的?

A. 在生理情况下,房室结的不应期长于房室结动作电位时程。

B. 前周期长时,浦肯野细胞不应期的延长是继发于动作电位时程的延长。

C. 前周期长时,PR 间期缩短的原因为:房室结钙离子通道从失活中恢复是时间依赖性的。

D. 抑制晚钠电流可显著延长钠控心脏组织的不应期。

E. 普罗帕酮可以使钠控心脏组织的不应期长于动作电位时程,但其作用弱于美西律。

F. Ⅰc 类的钠离子通道阻滞剂(如普罗帕酮)可在钠控心脏组织上造成递减传导。

G. 钠离子通道阻滞剂抑制快速折返性心律失常的机制之一是减慢传导速度。

H. 钠控心脏组织传导是所谓的"全和无",其机制是相对不应期较长。

When the preceding cycle is long in sodium-controlled cardiac tissue (such as Purkinje cells), its refractory period becomes "longer", whereas in calcium-controlled cardiac tissue (such as the AVN), when the preceding cycle is long, the refractory period becomes "shorter." Which of the following statements about this electrophysiological phenomenon is incorrect ?

A. In physiological conditions, the AVN's refractory period is longer than the AVN's action potential duration.

B. When the previous cycle is long, the prolongation of the Purkinje cell's refractory period is secondary to the extension of the action potential duration.

C. When the previous cycle is long, the shortening of the PR interval is due to the time-dependent recovery of calcium channels in the AVN.

D. Inhibiting the late sodium current can significantly prolong the refractory period of sodium-controlled cardiac tissue.

E. Propafenone can prolong the refractory period of sodium-controlled cardiac tissue compared to the action potential duration, but its effect is weaker than that of metoprolol.

F. Ⅰc type sodium channel blockers (such as propafenone) can cause decreasing conduction in sodium-controlled cardiac tissue.

G. Sodium channel blockers that inhibit fast reentrant arrhythmia mechanisms can slow down conduction speed.

H. Sodium-controlled cardiac tissue conduction is known as "all or none", and its mechanism is relatively long refractory period.

【正确选项:DEGH】

解析:

在生理情况下,房室结"钙控"组织细胞的通道活性恢复呈"时间依赖性",即使在房性过早除极已经结束时(电压已经恢复到静息电位水平),通道活性亦不能完全恢复,故其不应期会长于动作电位时程。基于此种特点,当前周期长时,房室结钙离子通道有更多的时间得以脱离相对不应期或处于相对不应期的"更浅部",故 PR 间期会缩短。

当前周期长时,由于动作电位 2 相晚钠电流增大,呈"电压依赖性"的"钠控"心脏组织(如浦肯野细胞)动作电位平台期延长,不应期也随之延长。当给予晚钠电流(有时也称慢钠电流)抑制剂时,可使此类组织的动作电位时程缩短,进而使不应期缩短。

折返波长=有效不应期×传导速度,若想终止快速性折返性心律失常,则需加快传导速度或延长不应期。减慢传导速度不但不会终止快速性折返性心律失常,相反还会诱发心律失常(符合折返要素时)。作为 I c 类药物的普罗帕酮,与美西律(I b 类)相比,具有更强的钠离子通道阻滞作用,在"钠控"心脏组织可产生更明显的复极后不应期;此时由于"钠控"组织的相对不应期被药物"放大","钠控"组织的传导由正常时的"全或无"转为"递减传导"。注意:这里的"全或无"是指组织要么不传导,要么传导正常,而没有"中间状态"(即递减传导)。

(命题、审校:严干新　翻译:李艺　解析:汪凡)

题 23

AVNRT 和 AVRT 是室上性心动过速(SVT)的常见类型。关于这两种心律失常,下列哪些说法是正确的?

A. 若 SVT 可以被拖带且在心室起搏终止后持续,则 AVNRT 呈 VAVA 模式,AVRT 呈 VAAV 模式。

B. 若 SVT 可以被拖带且在心室起搏终止后持续,则 AVNRT 比 AVRT 的起搏后间期(PPI)更长。

C. 在 AVNRT 中,QRS 波群数量可比 P 波多。

D. 在 AVNRT 中,P 波数量可比 QRS 波群多。

E. 在 SVT 中,房室分离基本可排除 AVRT。

F. 持续性 SVT 自行终止如果以 P 波为最后波群的话,很可能是 AVNRT 或顺向型 AVRT。

AVNRT and AVRT are common forms of supraventricular tachycardia (SVT). Regarding these two arrhythmias, which of the following statements are correct?

A. If SVT is entrained and resumes at the end of ventricular pacing, AVNRT shows VAVA pattern but AVRT exhibits VAAV pattern.

B. If SVT is entrained and resumes at the end of ventricular pacing, AVNRT has a longer post-pacing interval (PPI) than AVRT.

C. During AVNRT, there may be more QRS complexes than P waves.

D. During AVNRT, there may be more P waves than QRS complexes.

E. During SVT, AV dissociation essentially rules out AVRT.

F. Sustained SVT that terminates with AV block with P wave being the last complex is likely AVNRT or orthodromic AVRT.

【正确选项:CDEF】

解析:

1.选项 **A**,若 SVT 可以被拖带且在心室起搏终止后持续,则 AVNRT 呈 VAVA 模式,AVRT 呈 VAAV 模式,这种说法是不正确的,因为 SVT 拖带结束后心动过速如果不终止,那么不论是 AVRT 还是 AVNRT,其反应结果都应该表现为 VAVA(更具体些应是 VAHVA 或者 VHAHVA)而都不应该出现 VAAV,如果出现 VAAV(更具体些应是 VHAAHV),应考虑心动过速机制为 AT 的可能。当然,AVNRT 有时可以出现假性的 VAAV 现象,如在拖带中出现了跳传现象(心室刺激产生的逆传 A 波实际上是上一个心室刺激产生的 A 波)。或是 AVNRT 时,在希氏束或者一下部位发生阻滞,拖带结束后会出现 1 个假性的 VAAV 现象(实际为 VHAHAHV),但是本题所指的为真性 VAAV,而假性 VAAV 不在考虑之列,所以选项 **A** 不正确。

2.选项 **B** 的说法也不够准确,如果是针对同一个患者,相同 TCL 的 AVNRT 和 AVRT 机制的心动过速发作时,拖带结束后的 PPI 确实是 AVNRT 更长,实际也是通过测量 PPI−TCL 进行诊断的,PPI−TCL>115,则支持 AVNRT 诊断,所以选选项 **B** 描述的不够准确,不是最合适的选项。

3.在 AVNRT 发作中,如果参与折返的双径路存在上部共径的情况(即双径路在向心房侧的交汇点在房室结内),且发作中激动向心房侧发生逆传脱落,那么确实可以出现 QRS 波多于 P 波的现象,所以选项 **C** 可以成立。

4.在解剖学上来看,正常情况下,激动经房室结向心室传导时,希氏束是必经的通道,那么 AVNRT 发作时,如果在希氏束及以下部位出现前传阻滞,可以出现 P 波多于 QRS 波的情况,所以选项 **D** 是正确。

5. AVRT 是心房、心室共同参与,构成折返成分的心动过速,发作时,心房和心室之间必须 1:1 严格对应,所以房室分离基本可以排除 AVRT,选项 **E** 正确。

6.阵发性室上性心动过速,不论是顺向性 AVRT 还是 AVNRT,如果心房激动通过房室结向心室侧传导受阻,心动过速都可以被终止(心动过速持续依赖于房室结)。对于持续性(非短促)的 AT,心动过速终止与下传阻滞这两者同时发生的概率非常小。所以持续性窄 QRS 波心动过速如果自行终止在 P 波,那么 AT 的可能性就很小。所以选项 **F** 也正确。

(命题、审校:严干新　翻译:李艺　解析:刘柏刚)

题 24

患者,女,75 岁,因心悸入院。心电图显示持续的室上性心动过速,按摩颈动脉窦后终止。该患者最有可能的诊断是什么?

  A. AVNRT   B. 交界性心动过速

  C. AVRT   D. 折返性房性心动过速

A 75-year-old female was admitted with palpitation. ECG shows sustained SVT, which is terminated after message of the carotid sinus. What is the most likely diagnosis for this patient?

  A. AVNRT   B. Junctional tachycardia

  C. AVRT   D. Reentrant atrial tachycardia

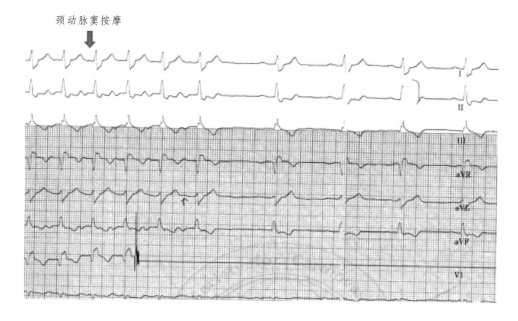

【正确选项:A】

解析:

  该患者心电图显示前 6 跳,心率约为 102 次/分,P 波在 Ⅱ、Ⅲ、aVF 导联倒置,aVR 导联直立,RP 间期>PR 间期,考虑为长 RP 间期心动过速伴右束支传导阻滞,第 3 跳时给予颈动脉窦按摩后可见 RP 间期及 PR 间期逐渐延长,直至逆传 P 波消失后,心动过速终止并恢复窦性心律,心电图提示:窦性心动过缓、一度房室传导阻滞、完全性右束支传导阻滞伴左后分支传导阻滞。

  长 RP 间期心动过速通常包括:①FS-AVNRT;②低位间隔房性心动过速;③位于后间隔的

慢旁路参与的 PJRT，其本质为 AVRT，因此，可以排除选项 **B**。给予患者颈动脉窦按摩，兴奋迷走神经，抑制房室结，提示此心动过速为折返机制；房室结是折返环中的一部分，迷走神经刺激可以抑制触发性房性心动过速，但对折返性房性心动过速作用较小，因此，可以排除选项 **D**。那么剩下 2 种情况，FS-AVNRT 和慢旁路参与的 AVRT，当按摩颈动脉窦后，可以看到从第 4 跳开始，RP 间期逐渐延长，直至发生室房传导阻滞、心动过速终止，心动过速终止时 R 波后未见逆传 P 波，说明心动过速终止于逆传支，也就是说逆传发生了递减传导，FS-AVNRT 的逆传支是慢径路，PJRT 的逆传支是慢旁路，电生理中，用不同刺激时可见旁路发生递减传导，但慢旁路受迷走神经刺激发生递减传导比较罕见，而且迷走神经刺激影响房室结的递减传导的范围要比慢旁路的范围大得多。此外在 75 岁这个年龄，相对于 FS-AVNRT，PJRT 少见。因此，此题不能完全排除选项 **C**，但结合题干所问"最"可能的诊断，因此，选项 **A** 正确。电生理检查后来也证实该患者室上性心动过速的机制是 FS-AVNRT。

（命题、审校：严干新　翻译：李艺　解析：曹怿玮）

题 25

患者,女,65 岁,既往身体健康状况良好,因心悸与劳累性呼吸困难入院。患者不确定什么时候开始出现症状,自觉过去 2 周里症状逐渐加重。入院时血压为 128/65mmHg。ECG 示心房颤动伴 130 次/分的快速心室率。后续治疗中,以下方案除哪项外均可接受。

A. 启动抗凝治疗,使用药物控制心率,3 周后进行心脏电复律。

B. 启动抗凝治疗,行经食管超声心动图,若心腔内无血栓,然后可进行直流电复律。

C. 启动抗凝治疗,开始服用胺碘酮。

D. 启动抗凝治疗,使用药物控制心室率。

A 65-year-old previously healthy female presented with palpitations and exertional dyspnea. She was unsure when the symptoms started, and she complained that her symptoms have gradually worsened in the past two weeks. Her BP at admission was 128/65mmHg. ECG revealed AF with a rapid ventricular rate at 130bpm. All of the following are acceptable options in her subsequent care except:

A. Initiate anticoagulation, add a rate control medication, and return for cardioversion in 3 weeks.

B. Initiate anticoagulation, perform a transesophageal echocardiography. If no thrombus is found in the heart cavity, then proceed with DC cardioversion.

C. Initiate anticoagulation and administer amiodarone.

D. Initiate anticoagulation, add a rate control medication.

【正确选项:C】

解析:

从患者的病史可推测其心房颤动发生时间≥2 周。根据目前国内外指南,对于持续时间≥48h 或时间不确定的心房颤动,在应用药物或电复律行节律控制前,须行经食管超声心动图(TEE)检查,排除心腔内血栓或行至少 3 周的正规抗凝。选项 **A、B** 均正确。选项 **C** 在启动抗凝治疗的同时即开始应用具有转复心房颤动作用的胺碘酮,不符合指南要求。

相对于节律控制策略,2002 年发表的心房颤动节律控制的随访(AFFIRM)研究证实,频率控制策略在改善预后及生活质量方面并不劣于前者。但 AFFIRM 研究纳入的心房颤动患者持续时间长,研究开展期导管消融并未普及,节律控制组在恢复窦性心律的 4 周后即停用抗凝治疗,这些因素均可能抵消节律控制可能带来的益处。与 AFFIRM 研究不同, 发表于 2020 年的 EAST-AFNET 4 研究纳入了 2633 例早期(≤1 年)心房颤动患者,其研究结果显示节律控制可改善心房颤动患者的预后,从而为新近发生的心房颤动节律控制提供了依据。故选项 D 并非目前的最佳选择。

(命题、审校:严干新　翻译:王鑫　解析:汪凡)

题 26

患者,男,83岁,因主动脉瓣严重狭窄接受了经导管主动脉瓣置换术(TAVR)。患者术前心电图显示右束支传导阻滞合并左前分支传导阻滞。术后远程监护 ECG 显示 PR 间期长短不一,如图 A 所示。左后分支发生这种现象的最可能机制是什么?

A. 文氏传导   B. 严氏传导

C. 莫氏 I 型传导   D. 莫氏 II 型传导

An 83-year-old male underwent transcatheter aortic valve replacement (TAVR) due to severe aortic valve stenosis. The preoperative ECG showed right bundle branch block with left anterior fascicular block. After the surgery, remote monitoring displayed varying PR intervals, as shown in Figure A. What is the most likely mechanism for this phenomenon in the left posterior fascicle?

A. Wenckebach conduction   B. Yan conduction

C. Mobitz I type conduction   D. Mobitz II type conduction

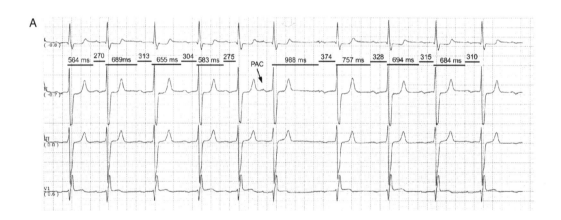

【正确选项:B】

解析:

远程监护 ECG 显示窦性心律, 伴窦性心律失常及右束支传导阻滞合并左前分支传导阻滞。PR 间期在 270~374ms。PR 间期与前周期的 RP 间期呈正相关:即在一定范围内,前周期的 RP 间期越长,PR 间期越长(图 A)。换句话说,房室传导时间与上游刺激频率成反比。这种现象是在右束支传导阻滞合并左前分支传导阻滞的前提下,左后分支发生严氏传导的结果。经导管主动脉瓣置换术可损伤左束支,导致左束支上的严氏传导。严氏传导也称为倒递减性传导,由严干新教授于

2021 年首次描述[1],即当排除迷走神经张力增强的情况下,出现前周期的 RP 间期越长,随后的 PR 间期越长的现象,提示希-浦系统存在严重病变,该患者随后出现了阵发性房室传导阻滞(图 B)。

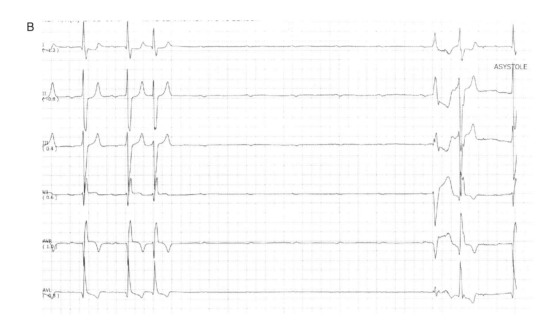

选项 A,文氏传导是不正确的。文氏传导是当 PP 间期相对恒定的情况下,PR 间期逐渐变长。选项 C(莫氏Ⅰ型)和选项 D(莫氏Ⅱ型)也不正确。莫氏Ⅰ型和莫氏Ⅱ型是二度房室传导阻滞发生时的不同心电图表现:莫氏Ⅰ型表现为房室传导阻断前,PR 间期逐渐变长;房室传导阻断后,房室传导恢复第 1 跳的 PR 间期要明显短于房室传导阻断前最后一跳的 PR 间期。莫氏Ⅱ型则出现在 PP 间期相对恒定的情况下,房室传导阻断前,PR 间期相对恒定。

(命题:张余斌　审校:刘彤　翻译:闫迎川　解析:汪凡)

参考文献

[1]Yan G X .Inverse Decremental Conduction Heralds Complete Atrioventricular Block Following Transcatheter Aortic Valve Replacement[J].HeartRhythm Case Reports, 2021.DOI:10.1016/j.hrcr.2021.09.003.

题 27

关于女性妊娠期和产褥期心律失常,下列哪些说法是错误的?

A. 心房颤动是住院妊娠女性中最为常见的心律失常。

B. 妊娠期使用地高辛要比伊伐布雷定安全。

C. LQTS 患者(先证者)妊娠期心脏事件发生风险要比产褥期高。

D. 胺碘酮禁用于妊娠期心房颤动治疗,但决奈达隆可以。

E. 近十年妊娠期心律失常发生率逐渐降低。

F. 腺苷禁用于终止妊娠期合并室上性心动过速。

Regarding cardiac arrhythmias in patients during pregnancy and in postpartum period, which of the following statements are incorrect?

A. Atrial fibrillation is the most common arrhythmia in pregnancy-related hospitalizations.

B. Digoxin is safer than ivabradine in pregnancy.

C. LQTS probands have a higher incidence of cardiac events during pregnancy than in post-partum period.

D. Amiodarone but not dronedarone is contraindicated for Afib treatment in pregnancy.

E. Incidence of cardiac arrythmias in pregnancy has been decreased in the past decade.

F. Adenosine is contraindicated for termination of SVT in pregnancy.

【正确选项:CDEF】

解析:

基于高龄产妇数量的增加、社会经济因素,合并高血压、糖尿病、肥胖及心血管疾病等原因,近 20 年来美国妊娠心律失常的发生率不断增高。来自《ESC 指南》的数据显示,除期前收缩外,妊娠期常见的心律失常包括心房颤动(27/10 000)和阵发性室上性心动过速(22~24/100 000)。

对妊娠期心律失常进行治疗时,根据美国食品药品监督管理局(FDA)妊娠药物分级,腺苷及地高辛均属 C 类药物,妊娠期使用相对安全;而胺碘酮属 D 类药物,可通过胎盘,导致胎儿甲状腺功能异常、心动过缓、发育迟缓及早产等,仅在危及妊娠女性生命时方可考虑使用;决奈达隆及伊伐布雷定目前在药物分级目录中并未明确属于哪一类别,前者人类资料有限,无法给出明确的推荐建议,但动物试验显示其具有生殖毒性,后者动物试验证实可致胎儿心脏缺陷及缺指(趾)畸形、胎儿宫内发育迟缓、新生儿心动过缓、低血压及低血糖等。

与妊娠前相比,LQTS 患者妊娠期心律失常事件并无明显升高,但是在产后 9 个月内,心律失常风险明显增加,尤其是 2 型 LQTS 患者,这可能与产后血流动力学改变、雌激素及孕激素水平降低、产妇心理应激及睡眠模式的变化,导致交感神经兴奋增高,病变离子通道对交感神经刺激的敏感性增加有关。

(命题、审校:严干新 翻译:闫迎川 解析:汪凡)

题 28

患者,女,91 岁,有高血压及高脂血症病史,多年前行冠状动脉搭桥术,因 LVEF 下降伴频发室性期前收缩就诊。室性期前收缩记录如图 A,患者开始应用胺碘酮治疗。1 年后患者因乏力复诊,门诊心电图如图 B 所示。以下哪项描述与图 B 最符合?

A. 频发房性期前收缩和间歇性差传引起的右束支传导阻滞

B. 窦性心律伴多源性室性期前收缩

C. 窦性心律伴伴室性融合波

D. 窦性心律伴间歇性预激

E. 窦性心律伴左束支和右束支交替性传导延迟

A 91-year-old female with a history of hypertension and hyperlipidemia, who underwent coronary artery bypass grafiting surgery for many years. She was presented due to frequent PVC and a decrease in left ventricular ejection fraction (LVEF). PVC was recorded in Figure A, and the patient began treatmented with amiodarone. One year later, the patient complained of fatigue and made a follow-up visit. The outpatient ECG is shown in Figure B. Which of the following descriptions best fits Figure B?

A. Frequent PAC and intermittent conduction induced right bundle branch block due to aberrancy

B. Sinus rhythm with multifocal PVC

C. Sinus rhythm with fusion complexes

D. Sinus rhythm with intermittent pre-excitation

E. Sinus rhythm with alternating left bundle branch and right bundle branch conduction delay

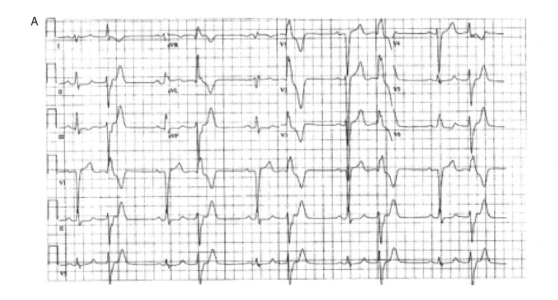

A

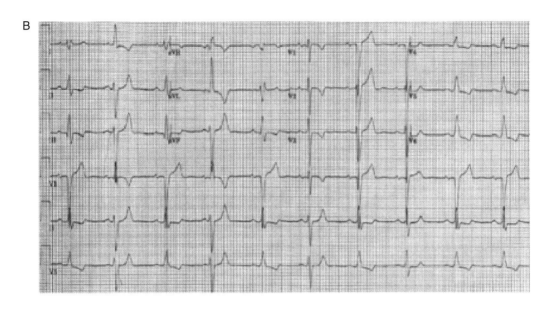

【正确选项:C】

解析:

　　在图 A 中,室性期前收缩呈右束支传导阻滞形态,肢体导联(Ⅱ、Ⅲ、aVF)QRS 主波为负向,
Ⅰ 和 aVL 导联 QRS 主波则为正向。这种室性期前收缩可能起源于左心室的后内侧乳头肌。此外,
在室性期前收缩之前没有 P 波。图 B 的每个 QRS 波之前可看到 P 波。这些 P 波的起源是窦性的,
不是期前收缩,所以选项 A 不正确。在图 C 上有不同程度的融合波,并用圆圈圈出:

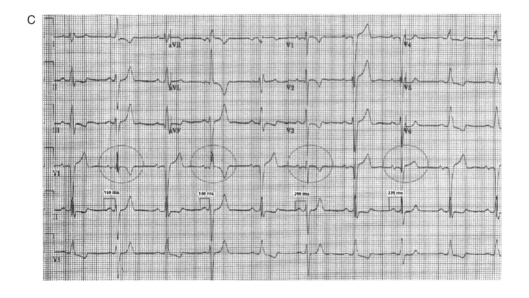

患者之前的室性期前收缩是右束支传导阻滞形态。窦性电冲动通过希-浦系统下传与室性期前收缩进行不同程度的融合，所产生的 QRS 融合波形态各异。该患者的基础 PR 间期为 240ms。PR 间期越短，窦性电冲动通过希-浦系统下传对融合波的贡献就越小；也就是说，室性期前收缩对融合波的贡献就越大。因此，QRS 融合波在形态上看起来更接近于已知的室性期前收缩（见图A）。

当患者的 PR 间期接近 240ms 时，心肌去极化通过希-浦系统做出了更大的贡献，患者的 QRS 融合波看起来更接近窦性电冲动下传的 QRS 形态。图 B 并不是多源性室性期前收缩，故选项 **B** 不正确。间歇性的预激通常由房性期前收缩导致其通过房室结下传减缓，从而迫使电冲动通过旁路下传引起，但本例患者的窦性心律恒定且无房性期前收缩，所以选项 **D** 不正确。选项 **E** 的可能性也很小，左束支与右束支交替性传导延迟产生的 PR 间期变化在 140~220ms。

（命题、审校：严干新　翻译：李珍珍　解析：汪凡　严干新）

题 29

患者,男,33 岁,在过去的 6h 内反复出现宽 QRS 波群心动过速(图 A)。该患者体形肥胖,有高血压和酗酒史,3 周前因急性胰腺炎住院。住院期间并发了呼吸窘迫并接受了中心静脉导管置入及气管造口术(图 B)。静脉给予胺碘酮,但是患者仍反复发作宽 QRS 波群心动过速,尤其当患者呈左侧卧位时。床旁超声显示 LVEF 70%,未见节段性室壁运动异常。下列哪项处理或说明是正确的?

A. 行胸部 CT 排查癌或肿瘤。

B. 不做任何处理。

C. 利多卡因 100mg 静脉注射,继以 1mg/min 持续静脉滴注。

D. 行心导管检查。

E. 静脉给予镁剂 2g。

F. 以上处理均不正确。

A 33-year-old male has repeatedly experienced wide QRS tachycardia in the past 6 hours (Figure A). This is an obese patient with a history of hypertension and alcohol abuse, who was admitted with acute pancreatitis about 3 weeks ago. He developed respiratory distress during hospitalizatiion. He underwent peripherally inserted central catheter (PICC) placement and tracheostomy (Figure B). Intravenous amiodarone has been started, but the wide complex tachycardia persists particularly when the patient slept in left lateral decubitus position. Bedside echo reveals LVEF 70% and no regional wall motion abnormalities. Which of the following managements or statements is correct?

A. Chest CT scan for cancers or tumors.

B. Do nothing.

C. Lidocaine 100mg intravenous, followed by 1mg/min intravenous drip.

D. Cardiac catheterization.

E. Intravenous magnesium 2 grams.

F. None of the above managements is correct.

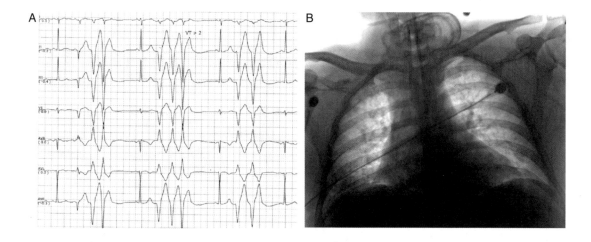

【正确选项:F】

解析:

　　首先,图 A 显示的非持续性宽 QRS 波群心动过速是 VT,其支持证据包括:①窦性心律与室性的融合波(第 2 跳);②窦性心律窄 QRS 波群之间的间期(第 1 与第 5 跳,第 5 与第 9 跳,以及第 9 与第 12 跳)不相等,提示宽 QRS 波群心动过速并非干扰所致;③宽 QRS 波的形态也支持 VT。所以,选项 **B** 可先被排除。

　　患者的病史和超声心动图(LVEF 70%及未见室壁运动异常)提示其发生反复 VT 的可能性不大。考虑到反复出现宽 QRS 心动过速与患者的体位有关,应怀疑体位性 VT。体位性 VT 通常与心室受到机械刺激有关,如左心室辅助装置(LVAD)、误入心腔内的导管[如经外周置入的中心静脉导管(PICC)]和胸腔内的肿瘤(如食管肿瘤)等。若患者胸片未发现任何临时放置的心内导管(如本例的 PICC)时,选项 **A** 是正确的。对于体位性 VT,静脉给予镁剂或包括利多卡因、胺碘酮在内的抗心律失常药是无效的。

　　因该患者接受了 PICC 置入,阅片时首先要确定 PICC 的位置(图 C)。从图 C 可以看出,PICC 的位置至少已经到达右心房的下部(白色箭头所示),甚至已经到达右心室内。当患者左侧卧位时,PICC 可由右心房进入右心室或在右心室内直接刺激右心室下壁而致 VT 反复发生。VT 呈左束支传导阻滞(LBBB)形态及 QRS 波在下壁导联呈负向。本病例的最终处理是拔除了 PICC,VT 随之消失。若需继续保留 PICC,需回撤 PICC 使其远端位于上腔静脉远端或右房与上腔静脉交界处。

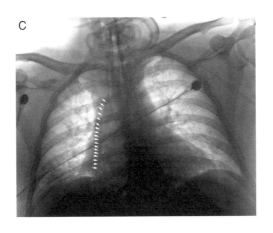

（命题、审校：严干新　翻译：王帅　解析：王帅　周瑞海　严干新）

题 30

患者,女,71 岁,因晕厥入院,入院时心电图如图 A 所示,心内电生理检查如图 B 所示,以下哪项描述不正确?

A. LBBB

B. RBBB

C. 可能发生希氏束以下传导阻滞

D. 普罗帕酮可促进房室传导

A 71-year-old female was admitted with syncope. An ECG at admission (Figure A) and the intracardiac recording during EP study (Figure B) are shown below. Which of the following statements is incorrect?

A. LBBB

B. RBBB

C. Infrahisian block may occur

D. Propafenone can improve AV conduction

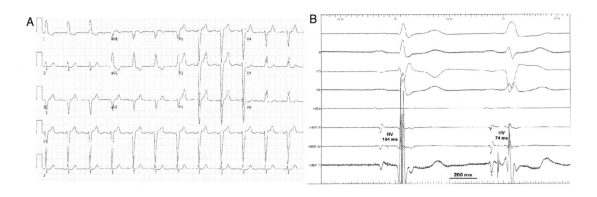

【正确选项:D】

解析:

患者因晕厥入院,心电图(图 A)示 LBBB,希-浦系统疾病导致的房室传导阻滞很可能是患者晕厥的原因。

图 B 中,两次搏动在体表 V1 导联上分别呈 RBBB 及 LBBB 图形;希氏束电图检查示 AH 间期固定,约 60ms(正常值为 50~120ms),未见 H 波分裂(不支持希氏束内传导阻滞),HV 间期分别为 104ms 及 74ms,大于 HV 正常间期(35~55ms),提示该患者房室传导阻滞的部位应在希氏束下的左、右束支水平。进一步的电生理检查证实了这一点。从下图可以看出,当以 100 次/分(BCL: 600ms)心房刺激时,该患者发生了间歇性希氏束下房室传导阻滞。

普罗帕酮属于 Ⅰ c 类抗心律失常药,能够阻断快 Na^+ 离子通道,减慢快反应细胞的 0 相除极速度及振幅,导致包括希-浦系统在内的"钠控"组织传导速度下降,甚至阻滞,其并无促进房室传导的作用。

可以观察到第 1 跳,室上性激动由左束支下传心室,HV 间期约 104ms,而第 2 跳,室上性激动是沿着右束支下传心室,HV 间期为 74ms,比第 1 跳短 30ms,所以,可以考虑左、右束支传导存在传导速度不均等,右束支传导快于左束支,室上性激动可以由右束支下传心室(第 2 跳),然而右束支传导速度虽然相对较快,但是右束支存在二度传导阻滞时,激动只能从传导速度较慢的左束支下传心室(第 1 跳),这就导致在体表心电图上观察到左右束支交替阻滞的现象。当然,也不排除左右束支二度传导阻滞交替发生,这也可以导致这种现象的出现。

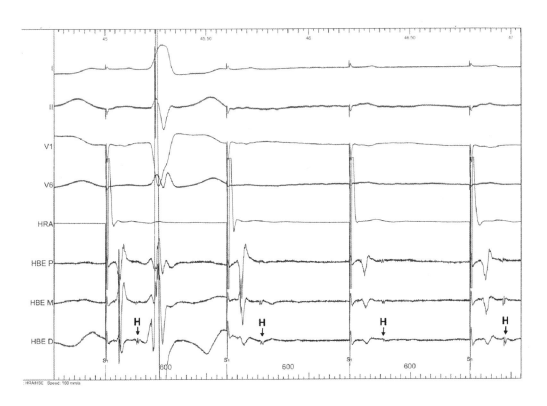

(命题、审校:严干新　翻译:尹德春　解析:刘柏刚　严干新)

题 31

患者,男,49岁,曾于9年前因情绪压力致晕厥一次。现因心脏骤停就诊。据其家属描述,该患者曾有过几次意识丧失伴持续数分钟的濒死呼吸。入院后,心脏骤停再次发作,心电监护示心室颤动,遂给予电除颤。急诊室心电图如图 A 所示。血液学检查示:血钾 3.5mmol/L;TnI:0.17ng/mL。心导管检查显示冠状动脉无异常,但左心室造影示左心室功能严重降低。患者接受了单腔 ICD 及 β 受体阻滞剂治疗后出院。1 个月后,患者接受了 2 次 ICD 治疗(图 B)。该患者室性心动过速/心室颤动发生的最可能机制是什么?

A. 先天性长 QT 综合征虽然,尖端扭转性室性心动过速。

B. 非缺血性心肌病,多形性室性心动过速。

C. 低钾血症,尖端扭转性室性心动过速。

D. 致心律失常性右心室发育不良,单形性室性心动过速转为心室颤动。

E. Brugada 综合征,多形性室性心动过速。

A 49-year-old male patient who fainted once due to emotional stress 9 years ago. He was taken to the hospital due to sudden cardiac arrest. According to the patient's family, the patient has experienced several episodes of unresponsiveness accompanied by several minutes of near death breathing. After admission, the patient experienced a recurrence of cardiac arrest, and the monitor indicated ventricular fibrillation. Therefore, electric defibrillation was administered. The emergency room ECG is shown in Figure A. Hematology examination showed that blood potassium was 3.5mmol/L; TnI: 0.17ng/mL. Cardiac catheterization examination showed no abnormalities in the coronary arteries, but left ventricular angiography showed a severe decrease in left ventricular function. The patient was discharged after receiving a single chamber ICD and β-receptor blockers. One month later, the patient received two ICD shocks (Figure B). What is the most likely mechanism for the occurrence of ventricular tachycardia/fibrillation in this patient?

A. Congenital LQTS, torsades de pointes(TdP).

B. Non-ischemic cardiomyopathy, polymorphic VT.

C. Hypokalemia, TdP.

D. ARVD, Monomorphic VT generating to ventricular fibrillation.

E. Brugada syndrome, polymorphic VT.

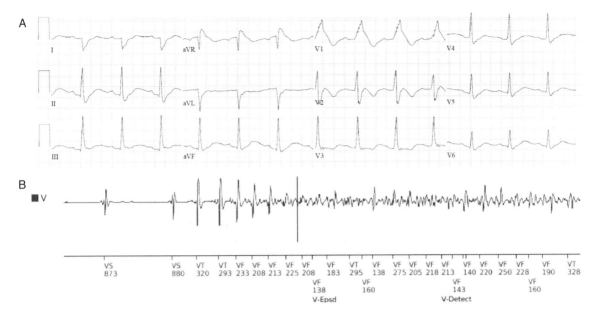

【正确选项:E】

解析:

　　根据病史及心电图信息,结合 ICD 的腔内电图,可得出正确的诊断。

　　图 A 所示的心电图有以下几个特点:①RBBB;②即使考虑了 RBBB,QTc 间期仍延长(约 530ms);③在 V1 导联可能有 Brugada Ⅰ型波;④在 V3 导联可能有 Epsilon 波。所以结合病史,患者发生 VT 或心室颤动的病因较多。

　　从 ICD 腔内图上看(图 B),患者发生室性心律失常之前,心率并不快(RR 间期约 880ms)。然而,第一个引起 VT 或心室颤动的室性期前收缩与窦性心律心跳的偶联间期为 320ms。因此,可排除选项 A 和选项 C。这是因为遗传性或获得性长 QT 综合征的 TdP 都是由长偶联间期 (通常在 450ms 以上)的室性期前收缩诱发。选项 B 也不正确。左心室心功能低下(超声心动图显示 LVEF 25%)可能是继发于反复心室颤动及电击后的表现。非缺血性心肌病通常是单形性室性心动过速。从 ICD 腔内图上看,室性心律失常前几跳的 RR 间期是逐渐缩短的(293ms-233ms-208ms),这是多形性室性心动过速的表现。该患者入院 4 天后的心脏 MRI 显示左心室心功能已恢复到 53%,提示该患者入院时左心室心功能低下是继发性的。ARVD 的室性心律失常通常也是单形性室性心动过速。至于 V3 导联上 QRS 波后那个小波,可能是 RBBB 在 V3 导联上的表现。该患者心脏 MRI 显示右心室大小结构正常,右心室 EF 为 54%。V1 导联上的波是 RBBB 伴 Brugada Ⅰ型波。注意观察,V1 导联上 ST 段是抬高的,并以连续斜线的方式下降直达负性 T 波的波底,这是典型的 Brugada Ⅰ型波。室性期前收缩与窦性心律心跳的偶联间期为 320ms,亦符合 Brugada 综合征,多形性室性心动过速的诱发特征。下面是该患者另一个时间的心电图:

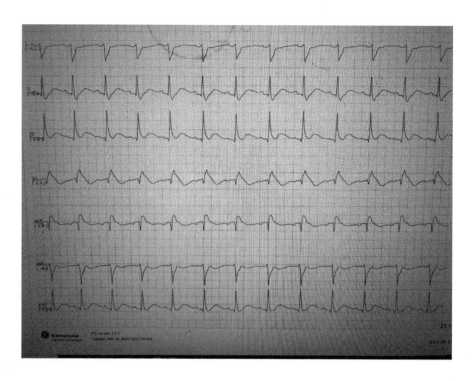

（命题、解析、审校：严干新　翻译：尹德春）

题 32

阵发性室上性心动过速患者 A、B 行心脏电生理检查。体表心电图及希氏束旁起搏腔内心电图如下。根据心脏电生理检查结果,可以得出以下哪项结论?

A. 患者 A 有经旁路的室房传导

B. 患者 A 有经房室结的室房递减传导

C. 患者 B 有房室结双径路

D. 患者 B 有同时通过房室结及旁路的室房传导

Both patient A and B with history of paroxysmal supraventricular tachycardia underwent EP study. The surface ECG and intracardiac recordings during para-Hisian pacing are shown in the below. Based on the results of cardiac EP study, which of the following conclusions can be drawn?

A. Patient A has ventricular atrial conduction via accessory pathway

B. Patient A has decremental ventricular atrial conduction via atrioventricular node

C. Patient B has dual atrioventricular node pathway

D. Patient B has ventricular atrial conduction over the atrioventricular node and accessory pathway combine

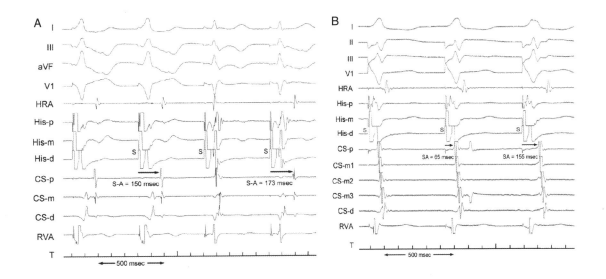

【正确选项:A】

解析:

图 A 共有 4 个刺激产生的心搏,先观察前 2 跳,SA 都是 150ms,且 QRS 波较宽,形态完全一致,A 波顺序也完全相同,考虑前 2 跳是由心室刺激逆传心房。如果存在逆传旁路的话,图 A 的前 2 个刺激可能在夺获希氏束的同时,又夺获了电极周围的心室肌,或者只夺获了电极周围的心室肌,所以是较宽的 QRS,而后 2 个 S_1S_1,只夺获了希氏束,没有夺获电极周围的心室肌。类似于起搏器希氏束直接起搏时,电极直接夺获希氏束的情况。前 2 跳是刺激通过夺获电极周围心室肌又同时夺获了希氏束,激动经过心室肌,再经旁路逆传,SA 为 150ms。第 3 跳,A 波顺序发生了变化,先假设不存在逆传旁路的情况,第 3 跳又有 2 种可能,一种可能是房性期前收缩,另一种可能是电极刺激的同时夺获了希氏束及心房。第 4 跳,A 波顺序和第 1、2 跳相同,刺激只夺获希氏束而未夺获电极周围心室肌,激动夺获希氏束后经希-浦系统先前传至旁路在心室的插入点,然后再经旁路逆传心房,SA 比第 1 跳和第 2 跳稍长些,第 4 跳的 SA 为 173ms。由于第 4 跳(窄 QRS)的 A 波顺序和第 1、2 跳(宽 QRS)相同,提示室房逆传并未经过 AV 结。所以选项 A 是正确的。

希氏旁起搏时一般可发生 3 种情况:①只夺获了电极周围心室肌;②夺获电极周围心室肌又同时夺获了希氏束;③只夺获了希氏束。若只有通过旁路的室房逆传,前两种情况时的 SA 相同,且 A 波顺序相同。只夺获希氏束的情况较少见。只夺获希氏束时,A 波顺序与夺获电极周围心室肌的相同,但 SA 要稍长些。

选项 B 认为 A 患者有经房室结的递减传导。假定第 1、2、4 跳,SA 是由交界逆传心房,SA 由 150ms 延长至 173ms 是因为房室结发生了递减传导。首先考虑第一种情况,第 1、2 跳可能仅仅夺获了电极周围的心室肌。若经房室结的室房逆传,则 SA 应长于第 4 跳时的 SA。所以,选项 B 不正确。若考虑第 2 种情况,第 1、2 跳夺获了电极周围心室肌又同时夺获了希氏束,以及第 4 跳只夺获了希氏束,SA 一般不会长到 150ms,且前 2 跳 SA 都是 150ms,不存在递减传导。所以选项 B 的可能性极小。

图 B 中希氏旁起搏的前 2 跳,夺获电极周围心室肌的同时夺获了希氏束(较窄 QRS),激动直接经希氏束房室结逆传至心房,SA 较短(65ms),而第 3 跳,SA 为 155ms,考虑是希氏旁起搏只夺获了电极周围心室肌(较宽 QRS),激动经室内传导至希-浦系统,再通过希-浦系统、希氏束及房室结逆传至心房,所以 SA 较长。这些信息并不能证明选项 C 所述的患者 B 有房室结双径路。注意,前 2 跳与第 3 跳的 SA 不同,但 A 波顺序相同,不支持选项 D 所述的患者有同时经过房室结和逆传旁路传导的情况。所以这 2 个选项都不是合适的选项。

(命题、审校:严干新　翻译:赵晓静　解析:刘柏刚　严干新)

题 33

患者,男,61 岁,有阵发性心房颤动和心房扑动病史,3 个月前开始服用抗心律失常药。图 A 和图 B 分别为服药前后的心电图。请问患者最可能服用了下列哪种药物?

A. 美托洛尔
B. 地高辛
C. 索他洛尔
D. 地尔硫草
E. 氟卡尼

A 61-year-old male with history of paroxysmal atrial fibrillation and flutter was started on an antiarrhythmic drug three months ago. The ECGs (Figure A) before and after (Figure B) drug treatment are shavn beow. Which of the following drugs is likely taken by the patient?

A. Metoprolol
B. Digoxin
C. Sotalol
D. Diltiazem
E. Flecainide

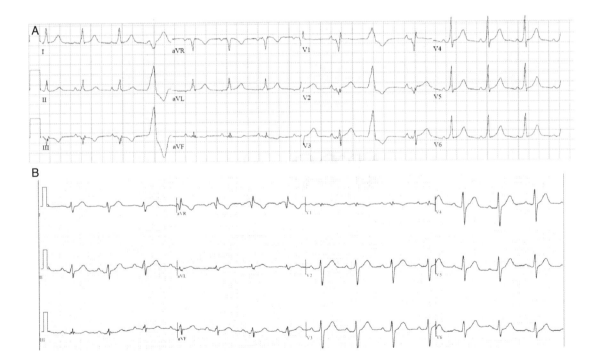

【正确选项:E】

解析：

综合患者病史及服药前心电图表现(B 型预激、室性期前收缩)，考虑该患者临床诊断为预激综合征(B 型)、阵发性心房颤动/心房扑动。在此类患者慢性期的治疗中，应首选射频消融治疗，尤其是心房颤动发作时最短 RR 间期<250ms 者，因其旁路不应期短，属猝死高危人群，更应积极消融旁路。

如因各种原因未行消融治疗，为预防心房颤动/心房扑动复发，宜选择同时延长房室结及旁路不应期的口服药物，如氟卡尼、普罗帕酮、索他洛尔等；而地高辛、β 受体阻滞剂、钙拮抗剂等药物，因可直接或间接缩短旁路不应期和(或)减少心动过速时经房室结下传心室冲动对旁路的隐匿性传导，从而导致心房颤动/心房扑动发作时更多心房冲动经旁路下传心室，心室率过快时，影响血流动力学，甚至蜕变为心室颤动，故这些药物(Ⅲ类推荐，B 类证据)均不被推荐用于此类患者慢性期的治疗。

《2019 ESC 室上性心动过速患者管理指南》中，口服胺碘酮亦被禁用于此类患者(Ⅲ类推荐，B 类证据)。而在 2015 年 ACC/AHA/HRS 关于室上性心动过速的指南中，口服胺碘酮可用于此类患者的长期治疗(Ⅱb 类推荐)。

绝大多数的旁路兴奋是钠离子通道依赖性的动作电位。延长旁路有效不应期应选用钠离子通道阻滞剂或延长钠离子通道依赖性动作电位时程的药物。综上所述，选项中的药物，患者可以应用的只有氟卡尼及索他洛尔。用药后的心电图显示，PR 间期正常，预激波消失。与延长动作电位时程的索他洛尔相比，钠离子通道阻滞剂(氟卡尼)阻断旁路传导的概率更大。此外，索他洛尔有减慢心率及延长 QT 间期的作用，而图 B 较图 A 的 RR 间期无明显改变，QT 间期亦正常，故考虑该患者应用氟卡尼的可能性最大。实际上，该患者服用了氟卡尼 100mg，2 次/天。

值得注意的是，氟卡尼、普罗帕酮等Ⅰc 类药物，其减慢"钠控"组织传导的作用可使心房扑动波(F 波)频率减慢，经房室结隐匿性传导减少，加之其本身几乎无房室结阻断作用，可致 F 波经房室结 1:1 下传心室，致更快速的心室率，故不推荐单独用于伴或不伴有预激的心房扑动/心房颤动(Ⅰc 类药物有使心房颤动转变为心房扑动的可能)的预防发作。在这种情况下，可考虑与房室结阻滞剂(如美托洛尔)等联合使用，以减少心房颤动/心房扑动发作时过快心室率的可能。

(命题、审校:严干新 翻译:赵晓静 解析:汪凡 严干新)

题 34

图为一名 21 岁无症状女性在大学篮球队招募评估时的心电图。下一步最合适的处理是什么?

A. 行二维超声心动图检查　　　　　B. 行心脏电生理检查

C. 植入心脏事件循环记录器　　　　D. 开始应用 β 受体阻滞剂

E. 开始应用氟卡尼

An asymptomatic 21-year-old female accepted ECG examination during recruitment evaluation for college basketball team. What is the most appropriate next step?

　A. 2D echocardiogram　　　　　　B. EP study

　C. Loop recorder implant　　　　　D. Start β-receptor blockers

　E. Start flecainide

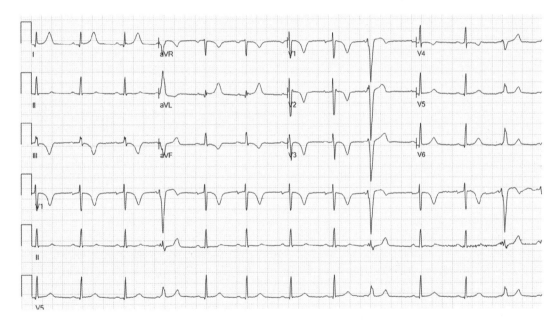

【正确选项:A】

解析:

该心电图的诊断为窦性心律,V1~V4、Ⅲ、aVF 导联 T 波倒置及间歇性预激(第 4,9 和 12 跳)。通过旁路前传的心室预激有心源性猝死的风险,其主要取决于旁路有效不应期的长短。旁路前传的心室预激可促进心房颤动的发生,而旁路有效不应期的长短则决定了心房颤动下传至心室的频率。预激合并心房颤动时,最短 RR 间期(SPERRI)≤250ms 有可能导致心室颤动的发生。所以,预激合并心房颤动时,最短 RR 间期(SPERRI)或电生理检查时旁路有效不应期≤250ms 可作为心室预激高心源性猝死风险的指标。该心电图显示,在生理心率下心室预激突然消失,提示旁路的有效不应期长,心源性猝死风险低。所以,选项 **B**、**C**、**E** 是不正确的。该女大学生无服用 β 受体阻滞剂的指征。此外,有心室预激的运动员,应慎用 β 受体阻滞剂。故选项 **D** 也是不正确的。对于一位要进入篮球队的女大学生来说,V1~V4、Ⅲ、aVF 导联 T 波倒置需要排除结构性心脏病,如 ARVC/ARVD 及肥厚型心肌病。所以,心脏超声是下一步最有必要的检查。

(命题、解析、审校:严干新　翻译:李艺)

题 35

患者,女,84 岁,主诉虚弱及疲劳。既往有心房颤动(控制心室率治疗)及高血压病。患者近期曾因症状性心房颤动入院治疗,经心脏复律后出院。患者不清楚在家中服用了哪些药物,只知道正在服用几种治疗心脏病的新药物。患者在体格检查过程中昏昏欲睡并主诉视力模糊。急诊心电图如下所示。该患者最近的用药方案中增加了下列哪种药物,最有可能导致其临床表现和心电图改变?

A. 纳多洛尔　　　　　　　　　　B. 决奈达隆

C. 拉贝洛尔　　　　　　　　　　D. 阿哌沙班

E. 氨氯地平

An 84-year-old female presented with complaints of weakness and fatigue. She has a history significant for atrial fibrillation managed with a rate control approach and hypertension. She recently was admitted for treatment due to symptomatic AF and was discharged after cardiac arrest. The patient was not sure which medications she have taken at home, but only knew that she was taking several new medications to treat heart disease. The patient was drowsy during the physical examination and complained of blurred vision. The emergency ECG is shown below. Which of the following drugs has been added to the patient's recent medication regimen that is most likely to cause such clinical manifestations and ECG changes?

A. Nadolol　　　　　　　　　　B. Dronedarone

C. Labetalol　　　　　　　　　　D. Apixaban

E. Amlodipine

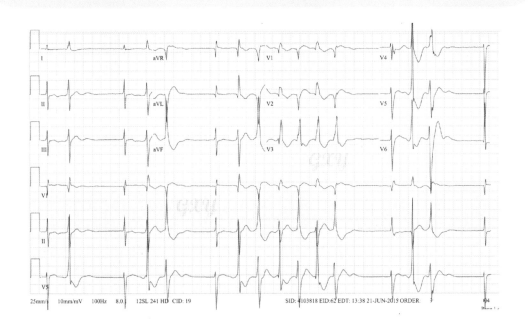

【正确选项:B】

解析:

在心房颤动的心室率控制中,常用的药物为 β 受体阻滞剂、洋地黄和钙拮抗剂等。因该患者存在需要节律控制的症状性心房颤动,在加用新的药物后,出现了视物模糊,频发双源、成对室性期前收缩、呈双向性短阵室性心动过速(心房颤动合并高度或完全房室传导阻滞亦无法排除)等洋地黄中毒的典型表现,应考虑加用的新药与洋地黄存在相互作用,升高了体内(特别是心肌组织)的洋地黄浓度。在选项中,能预防心房颤动复发的药物仅有决奈达隆,且该药是 P 糖蛋白的强抑制剂。

P 糖蛋白广泛分布于肠黏膜、肾小管上皮细胞的组织细胞浆膜上。洋地黄为 P 糖蛋白的底物。在正常情况下,P 糖蛋白可减少洋地黄在肠道的吸收,促进其在肾脏的排泄。如果使用 P 糖蛋白的抑制剂,如维拉帕米、胺碘酮、决奈达隆、红霉素制剂、抗真菌药、他汀类药物(阿托伐、洛伐等)、HIV 蛋白酶抑制剂、免疫抑制剂(环孢素、他克莫司)等,就会影响以上过程,导致洋地黄血浆浓度增加,引起洋地黄中毒。

(命题、审校:严干新　翻译:李艺　解析:汪凡　严干新)

题 36

患者,男,82 岁,因意识混乱与先兆晕厥入院治疗。近几周感到疲乏无力,患者主诉每次步行一段距离后,都自觉快要晕倒。有心肌梗死和高血压病史。目前用药情况如下:阿司匹林 81mg/d,阿托伐他汀 80mg/d,并按需服用双氯芬酸。体格检查示:颈静脉显著 A 波,S_1 心音柔和,正常分裂的 S_2 心音,心尖部(II/VI级)柔和的全收缩期杂音。双侧踝关节水肿(1+级)。心电图描记如下。以改良的 Bruce 方案行运动负荷试验,运动至 5min 时,峰值心率达 110 次/分,血压达 170/80mmHg,后因头昏、眼花与疲乏无力而终止。以下哪项最有可能解释患者的症状?

A. 高度房室传导阻滞　　　　　B. 心脏变时性功能不全

C. 一度房室传导阻滞　　　　　D. 血管迷走性晕厥

E. 自主神经功能紊乱

An 82-year-old male was admitted to the hospital with confusion and near-syncope. He has been profoundly fatigued for several weeks. The patient complained that every time he walked a certain distance, he felt like he was about to faint. He has a history of myocardial infarction and hypertension. His current medications are aspirin 81mg daily, atorvastatin 80mg daily, and diclofenac as needed. A physical examination revealed prominent A waves, soft S_1 and normally split S_2, and a soft holosystolic murmur at the apex (II/IV grade). There was 1+ bilateral ankle edema. His ECG is shown below. A treadmill stress test was performed; he exercised 5 minutes of modified Bruce protocol, reaching a peak heart rate of 110bpm and maximum blood pressure of 170/80mmHg, then stopped due to lightheadedness and fatigue. Which of the following most likely explains his symptoms?

A. High degree AV block　　　　B. Chronotropic incompetence

C. Atrioventricular block (first degree)　　D. Vasovagal syncope

E. Autonomic dysfunction

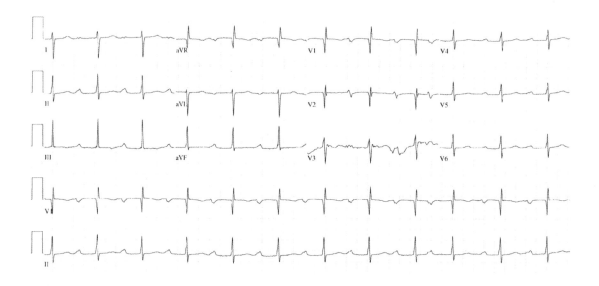

【正确选项:C】

解析:

尽管几乎没有证据表明起搏器可改善孤立的一度房室传导阻滞患者的生存率,但现已认识到,即使在没有高度房室传导阻滞的情况下,严重的一度房室传导阻滞(PR 间期>300ms)也会出现症状。过长的 PR 间期,心房收缩"相对提前",正常的快速充盈期及减慢充盈期受损或丧失,心室充盈及心输出量减少,肺毛细血管楔压升高,部分患者出现舒张期二尖瓣反流,最终可引起心功能不全的症状及体征。当"提前"的心房收缩与前一跳的心室收缩在时间上重叠时,可产生与室房逆传类似的血流动力学后果,体征上可出现大炮 A 波。

一些小型的非对照试验研究表明,通过缩短房室传导时间,对 PR 间期>300ms 的患者进行起搏,可改善患者的症状及心脏功能。

该患者对运动具有正常的心率和血压反应,排除了自主神经功能障碍和变时能力不足,同时也排除了高度房室传导阻滞。患者的症状也不是血管迷走性晕厥的典型表现,因为它们均发生于体力活动的情况下,而非迷走神经刺激触发。

若考虑行起搏治疗,可采用左束支起搏,这样可避免长期右心室起搏导致的右心室起搏心肌病。

(命题、审校:严干新 翻译:王鑫 解析:汪凡 严干新)

题 37

患者,女,22 岁,因反复晕厥就诊。其于 9 岁开始,突发 8 次晕厥,发作前无明显前驱症状。晕厥发作出现在各种情况下,包括胃肠炎发作时、烈日下打篮球时,以及站立工作时。每次发作仅持续数秒钟。除此之外,患者无其他不适,未服用任何药物。动态心电图未见心律失常,超声心动图正常。其心电图如下所示。下列哪项是下一步的最佳治疗措施?

A. 心脏 MRI

B. 平板运动负荷试验

C. 心脏电生理检查

D. 穿弹力袜

E. 应用非选择性 β 受体阻滞剂

A 22-year-old female presented with recurrent syncope. She has experienced 8 times sudden faintings since the age of 9, with no obvious prodromal symptoms before the onset. Syncope attacks occur in various situations, including gastroenteritis attacks, playing basketball under scorching sun, standing while working. Each episode lasts only a few seconds. In addition, the patient is physically healthy and has not taken any medication. Dynamic ECG showed no arrhythmia, while echocardiography was normal. The ECG is shown below. Which of the followings is the best treatment measure for the next step?

A. Cardiac magnetic resonance imaging

B. Treadmill stress test

C. EP study

D. Compression stockings

E. Initiate a nonselective β-receptor blockers

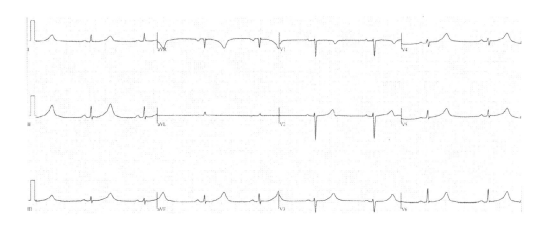

【正确选项:E】

解析:

尽管对患者晕厥的描述并未阐明其发生机制,但是 ECG 显示 QT 间期明显延长(未经校正的 QT

间期为 540ms,心率为 51 次/分;用 Bazett 方程计算,QTc 为 498ms)。该患者从 9 岁就有晕厥,且反复发作。因此,高度怀疑该患者有遗传性长 QT 综合征,ECG 上的 T 波形态提示 LQT1。治疗长 QT 综合征相关的反复晕厥是紧急且重要的。因此,用非选择性 β 受体阻滞剂(如纳多洛尔)是治疗的第一步。

患者心脏彩超正常,ECG 除 QT 间期延长外并无其他异常,故心脏 MRI 并无必要。不建议将心脏电生理检查用于遗传性长 QT 综合征的危险分层或协助诊断。长 QT 综合征的患者也可以合并由其他原因造成的晕厥。如果晕厥与血容量不足和(或)血管迷走神经反射有关,穿弹力袜会有所帮助。但是与长 QT 综合征的治疗相比,这种治疗并不那么紧迫。没有任何迹象表明该年轻患者的晕厥与心肌缺血有关,所以平板负荷运动试验也是不必要的。

(命题、审校:严干新　翻译:王鑫　解析:汪凡　严干新)

题 38

患者,男,60 岁,主诉从 21 岁起就有间歇性心悸。超声心动图正常,3 个月前行冠脉 CTA 示冠状动脉通畅。患者最近的心电图如下所示。

下列哪项是缓解患者症状的最佳治疗方案?

A. 使用美托洛尔来控制心室率
B. 直流电复律后行消融旁路

C. 对心房扑动进行峡部消融
D. 肺静脉隔离消融

E. 直流电复律后使用索他洛尔

A 60-year-old male complained of intermittent palpitation since the age of 21. Echocardiogram was normal and cardiac CT angiogram showed coronary arteries patency 3 months ago. His most recent ECG is shown below.

Which of the followings is the best treatment that relieves his symptom?

A. Metoprolol for ventricular rate control

B. DC cardioversion and ablation of accessory pathway

C. Cavotricuspid isthmus ablation for atrial flutter

D. Pulmonary vein isolation ablation

E. Sotalol following DC cardioversion

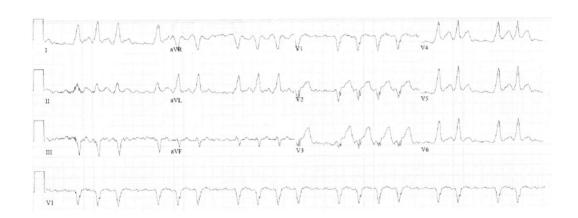

【正确选项:B】

解析:

该患者的心电图显示非典型心房扑动波,QRS 起始部可见 δ 波,V1 导联 QRS 波呈 QS 波(初始貌似有"r 波",实为 F 波),宽 QRS 波群实为心房扑动波 2:1 及 4:1 经右侧间隔旁路及房室结下传的室性融合波。

约 20% 的预激综合征(WPW 综合征)的患者有心房颤动发生,7% 的患者则有心房扑动发生。预激综合征患者心房颤动/心房扑动高发生率的确切机制尚不明确。其可能的机制包括:①局部旁路电活动的微折返可触发心房颤动/心房扑动;②心房肌细胞有效不应期要比心室肌细胞有效不应期短,生理情况下,心室肌细胞兴奋发生在心房肌细胞兴奋之后,因此,在心房肌与心室肌间,从不应期恢复到可兴奋状态存在巨大的时间差异。在心房肌与心室肌间存在旁路时,这个房室间脱离不应期的巨大时间差异可通过反射机制在心房侧产生 1 个触发活动, 从而诱发心房颤动/心房扑动。但无论发生机制如何,旁路在介导心房颤动/心房扑动的发生中起着重要的作用。因此,不难理解为什么 90% 以上心房颤动/心房扑动在成功消融旁路后可被治愈。显然, 选项 C、D 是不正确的。

对于预激综合征患者的心房颤动/心房扑动,选项 E 并非不可行,但并非首选。应慎用任何房室结阻滞剂,如美托洛尔、比索洛尔等;这是因为应用房室结阻滞剂后,心房激动可经旁路更多下传心室,导致更快的心室率,严重时可诱发心室颤动。所以,选项 A 不正确。

ECG 也显示有些导联 ST 段抬高,特别是在 V2~V5 导联。患者入院时无胸痛,且实验室检查也未见心肌酶增加,超声心动图及冠脉 CTA 亦正常,因此,其 ST 段抬高的机制尚不明确。

(命题、审校:严干新 翻译:张余斌 解析:汪凡 严干新)

题 39

患者,女,72 岁,无明显心脏病史,最近因心悸及晕厥 1 次至急诊就诊。12 导联心电图显示一度房室传导阻滞和右束支传导阻滞。负荷超声心动图无心肌缺血且左心室功能正常。之后患者植入皮下节律监测装置,并开始服用美托洛尔 25mg/d。患者出院 1 周后,监测公司报告了如下图所示的重要警报事件。

对于该患者,如何处理最合适?

A. 停用 β 受体阻滞剂　　　　　　B. 预约直立倾斜试验

C. 建议去急诊室　　　　　　　　D. 预约睡眠监测

E. 继续监测

A 72-year-old female without a significant history of cardiac diseases recently presented to the ED with palpitations and one episode of syncope. 12-lead ECG revealed first degree atrioventricular block and right bundle branch block. Stress echocardiography was negative for myocardia ischemia and showed a normal left ventricle function. She then underwent implantation of a subcutaneous rhythm monitoring device and was started with metoprolol 25mg daily. One week after the patient's discharge from the hospital, you are called by the monitoring company to report a significant alert shown below.

Which of the followings is the best course of action for this patient?

A. Discontinue β-receptor blockers　　B. Schedule a tilt table test

C. Advise ED visit　　　　　　　　　D. Schedule a sleep study

E. Continued monitoring

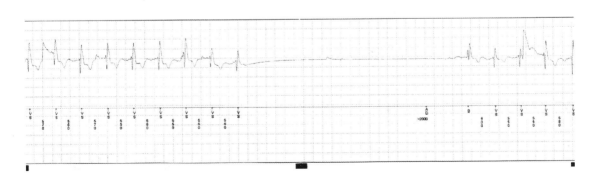

【正确选项:E】

解析:

皮下心电监测装置显示的心电信号前段有可见的 P 波,QRS 波及 T 波提示窦性心律;中间直线部分是丢失的心电信号,容易被误认为是窦性停搏。可以观察到心电信号中断在 QRS 波之后但在 T 波完成之前(下图箭头所示)。显然,这违背了 QRS 波与 T 波的不可分离性。这种伪差通常是由电极与皮肤失去接触造成的,在皮下心电监测装置植入后的早期尤为多见。如果不能识别这种伪差,则可能导致不适当的住院和治疗,如起搏器植入。

如果患者确实有窦房结功能障碍所致的窦性停搏证据,选项 **A**、**C**、**D** 都是合理的。如果患者的窦性停搏由神经介导性晕厥所致,选项 **B** 也是合理的。

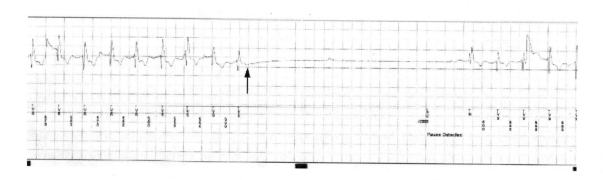

(命题、解析、审校:严干新　翻译:张余斌)

题 40

患者,女,56 岁,既往体健,因活动后心悸和头晕行运动试验评估。二维超声心动图结果正常。于运动试验终止后,恢复期 2.5min 时诱发出以下心动过速(见下图)。

下列哪项是该患者异常心律最可能的机制?

A. 束支折返性心动过速

B. 起源于右心室流出道游离壁的 2 相折返

C. 右心室流出道触发活动

D. 右心室侧壁瘢痕介导的折返激动

A 56-year-old healthy female with exertional palpitations and lightheadedness underwent an exercise treadmill test. 2D echocardiogram was normal. The patient experienced tachycardia within 2 minutes and 30 seconds of the recovery period after the termination of the exercise test. The ECG is shown below.

What is the most likely mechanisms for the rhythm abnormality in this patient?

A. Bundle branch reentry tachycardia

B. Phase 2 reentry from the free wall of the right ventricular outflow tract

C. Triggered activity from the right ventricular outflow tract

D. Scar-mediated reentry from the right ventricular lateral wall

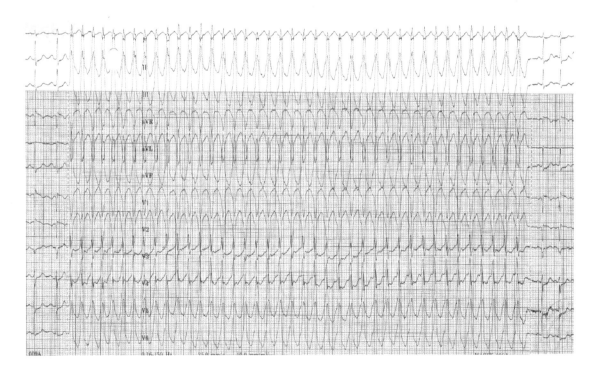

【正确选项:C】

解析：

束支折返性室性心动过速，通常发生在有获得性器质性心脏病及传导系统严重损伤的患者。窦性心律时的体表心电图特征性地表现为束支传导减慢，例如，LBBB 或 RBBB，伴或不伴 PR 间期延长；VT 发作时体表心电图的 QRS 波可表现为典型的束支阻滞图形，以 LBBB 阻滞型更为多见，其电轴多正常或左偏。选项 **A** 显然不符合。

该患者窦性心律心电图貌似有 Brugada 波（可能因心率过快表现不典型），但 Brugada 综合征多见于 20~40 岁男性，其心律失常容易发生在夜间或者休息等迷走神经张力增高或心率偏慢时，故又称为"不明原因夜间睡眠猝死综合征"。该综合征由 2 相折返引发 VT，VT 起始时与窦性心律的联律间期常较短，起始多位于窦性心律 T 波下降支近顶峰处，而非 T 波的下降支处于偏后位置，且 VT 均呈多形性，故不支持选项 **B**。

患者既往体健，无 Episilon 波及 T 波倒置等 ARVC 的常见心电图表现，心脏彩超正常，无其他右心室瘢痕相关的证据。此外，宽 QRS 心动过速形态也不支持起源于右心室侧壁，故选项 **D** 无依据。

该患者的宽 QRS 波心动过速发生在运动后的极短时间内，且呈 LBBB 及电轴下偏（即下壁导联呈正向高大 R 波）型，V3 导联移行更支持右心室流出道 VT。特发性右心室流出道 VT 的发病机制被认为是 cAMP 介导的触发活动。多在运动或情绪激动时出现。此时交感神经兴奋性增高，cAMP 介导的心肌细胞 Ca^{2+} 内流和肌浆网 Ca^{2+} 释放增加，从而引发延迟后除极的触发活动。

（命题、审校：严干新　翻译：闫迎川　解析：汪凡）

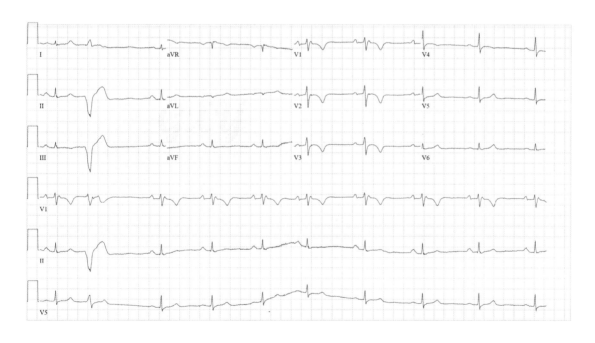

题 41

　　患者,男,43 岁,因突发晕厥导致面部受伤就诊。患者目前服用美托洛尔 25mg,BID,治疗心悸症状。体格检查无异常,血压 130/80mmHg,体位改变时血压变化不明显。12 导联心电图如下。

　　下列哪项检查有助于明确诊断?

A. 30 天事件记录　　　　　　　　B. 直立倾斜试验

C. 普鲁卡因胺激发试验　　　　　　D. T 波电交替试验

E. 信号平均心电图

　　A 43-year-old male presented due to abrupt syncope with facial injury. He takes metoprolol 25mg twice daily for palpitations. Physical examination is unremarkable and blood pressure of 130/80mmHg without a significant orthostatic change. His 12-lead ECG is shown below.

　　Which of the followings is most likely to provide further supportive evidence for the diagnosis?

A. 30-day event record　　　　　　B. A Tilt table test

C. Procainamide challenge　　　　　D. T wave alternans test

E. A signal-averaged ECG

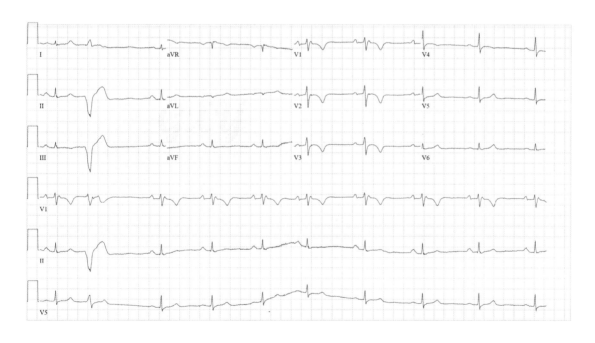

【正确选项:E】

解析:

常见的晕厥原因包括神经介导性晕厥、直立性低血压,心源性晕厥等。该患者 12 导联心电图存在明显异常,结合题干提供的相关信息,应首先考虑心律失常性晕厥。根据其心电图右胸前导联 T 波倒置,V1、V2 导联可见可疑的 Episilon 波及右心室来源的室性期前收缩等(LBBB 图形),考虑诊断为 ARVC 的可能性大。

Episilon 波是 ARVC 的主要诊断标准,胸前导联 T 波倒置为其诊断的次要标准之一。当满足 1 条主要标准+1 条次要标准时,有诊断为 ARVC 可能。当 Episilon 波应用于 ARVC 先证者时,信号平均心电图(SAECG)的敏感性为 70%,特异性为 90%。阳性 SAECG 是诊断 ARVC 的次要标准之一,其代表心肌有部分延迟除极的碎裂电位,与折返性快速性心律失常及猝死密切相关。实际上,Episilon 波就是心电图上肉眼可见的"心室晚电位"(右心室部分心肌延迟除极)。不过值得注意的是,2019 年 HRS 关于 ARVC 的专家共识指出,由于 SAECG 对其他室性心律失常及心源性猝死的敏感性和特异性有限,故其临床应用已明显减少。对于 ARVC,应通过进一步影像学检查(如心脏彩超/MRI 或病理学检查)来明确诊断。

尽管微伏 T 波电交替可在室性心律失常之前发生,但其对心源性猝死的阳性预测值较低。它在 ARVC 中的作用尚未经过测试。考虑到患者晕厥突然受伤的性质,血管迷走性晕厥的可能性不大,因此,倾斜试验并无必要。对于临床上心电图为 2 型 Brugada 改变且有 45 岁以内发生 SCD 家族史患者,或有 Brugada 综合征/Ⅰ 型心电图改变家族史的患者,可行普鲁卡因胺激发试验进一步确诊,该患者显然并不合适。30 天事件心电图记录若能发现频繁 LBBB 形态的室性期前收缩甚至 VT,对诊断 ARVC 有帮助。但是,记录到与晕厥相关的 LBBB 形态的 VT 概率并不高,且对 ARVC 诊断的特异性没有 SAECG 高。

(命题、审校:严干新　翻译:闫迎川　解析:汪凡 严干新)

题 42

患者,男,64 岁,因心悸至急诊就诊。到达急诊室时心率 218 次/分,血压 78/45mmHg。患者精神状态很差但神志清醒,心电图如下所示,后行电复律为窦性心律。心脏彩超提示 LVEF 40%并伴有下壁运动异常。

以下哪项是该患者下一步最适合的处理方式?

A. 开始胺碘酮治疗
B. 心脏 MRI
C. 有创电生理检查
D. ICD 植入
E. 信号平均心电图

A 64-year-old male presented to the emergency department with palpitations. On arrival, he was noted to have a pulse of 218bpm and blood pressure of 78/45mmHg. He felt poorly, but was alert. His presenting ECG is shown below. He was then cardioverted to sinus rhythm. Echocardiogram showed left ventricular ejection fraction of 40% with inferior wall motion abnormality.

Which of the following is the most appropriate next step in the management of this patient?

A. Initiate amiodarone
B. Cardiac MRI
C. Invasive EP study
D. ICD implantation
E. A signal-averaged ECG

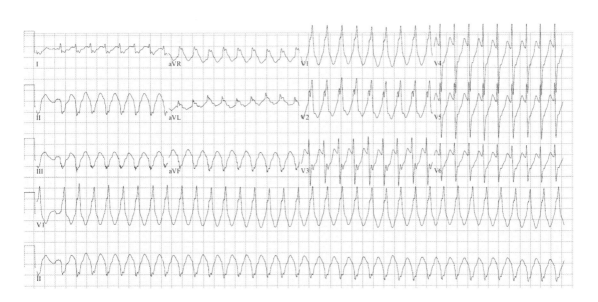

【正确选项:C】

解析：

该患者因宽 QRS 波心动过速就诊,心率 218 次/分。因血流动力学不稳定,在静脉推注胺碘酮后,该患者接受了电复律来恢复窦性心律。对于血流动力学不稳定的宽 QRS 波心动过速,一般处理原则是把它当作 VT 来处理。下一步需要鉴别患者的宽 QRS 波心动过速是 SVT 伴差传还是 VT。

该患者存在器质性心脏病,胸前导联呈 RBBB 图形,V1 呈正向的 R 波,V6 导联 R/S<1,肢体导联下壁主波向下呈 QS 波,aVR 和 aVL 导联呈正向的 R 波。目前,已有众多的体表心电图方法用于宽 QRS 波群心动过速的鉴别诊断,包括 Brugada 四步法、Vereckei 分步诊断法、Jas 评分、肢体导联算法等,均表明 VT 的可能性较大。但这些方法的诊断特异性或敏感性均不足 100%,无法用于宽 QRS 波心动过速的诊断。因患者存在器质性心脏病(EF 40%,左心室下壁运动异常),而此后的治疗策略又严重依赖于诊断结果,因此,必须行一可以确诊的手段(心内电生理检查)来明确心律失常的起源。所以,选项 C(有创电生理检查)是正确的。此例患者最终经心内电生理证实诊断为心房扑动 1:1 下传。

因心动过速的性质不明,应用胺碘酮仅为无法行电生理检查时的"姑息"方法。即使通过有创电生理检查确认是 SVT 伴差传,胺碘酮也不是第 1 选择。信号平均心电图亦不能为心律失常的确诊提供有价值的信息。置入 ICD 显然也"为时尚早"(VT 时才可能需要)。对于此例患者,EF 40% 及左心室下壁运动异常,心导管检查排除冠心病尤为重要,应在考虑置入 ICD 之前。心脏 MRI 目前还不太可能改变治疗策略。

(命题、审校:严干新　翻译:李珍珍　解析:汪凡　严干新)

题 43

患者,男,38 岁,因间歇性突发性头晕就诊。体格检查:血压 120/75mmHg,心脏听诊心音正常,未闻及杂音,心电图示窦性心律(67 次/分),左心室肥厚伴劳损。心脏彩超提示:左心室向心性增厚,后壁厚 18mm。

下列哪项电生理检查结果对该患者的进一步处理最有用?

A. 可诱发持续性房室结折返性心动过速　　B. 可诱发持续性多形性室性心动过速

C. 右心室心尖部起搏时出现低血压　　D. 右心房起搏时出现右束支传导阻滞

E. 心房额外刺激时出现希氏束下阻滞

A 38-year-old male presented with intermittent abrupt lightheadedness. His physical examination revealed normal heart sounds without murmurs and blood pressure of 120/75mmHg. His ECG showed sinus rhythm at 67bpm and left ventricular hypertrophy (LVH) with a strain pattern. Echocardiography showed concentric LVH with left ventricular posterior wall thickness is 18mm.

Which of the following findings in EP study is the most useful in the management of this patient?

A. Inducible sustained AV nodal reentrant tachycardia

B. Inducible sustained polymorphic ventricular tachycardia

C. Hypotension during right ventricular apical pacing

D. RBBB during rapid atrial pacing

E. Infrahisian bundle block during atrial extrastimulation

【正确选项:A】

解析:

在接受电生理检查的肥厚型心肌病(HCM)患者中,约有 1/3 的患者在程序性心室刺激下诱发多形性室性心动过速或心室颤动。但这种程序性刺激诱发的结果不能预测发生心脏性猝死的危险。国内外的相关指南并不推荐对 HCM 患者常规应用有创电生理检查(Ⅲ类推荐,C 类证据),电生理检查在 HCM 的 SCD 危险分层及后续治疗中的价值不大。然而,电生理检查有助于鉴别宽 QRS 波心动过速的机制,或指导室上性心动过速、束支折返性心动过速的治疗。

各个选项中,只有持续性 AVNRT 才被认为是一种特定且可给予及时治疗的电生理检查结果。左心室肥厚患者在右心室心尖部起搏期间低血压并不少见。同理,心房程序刺激导致的希氏束下阻滞属于 3 相传导阻滞,多数是生理性的。快速的心房起搏可产生右束支传导阻滞,也可以是生理性的。

(命题、审校:严干新　翻译:王帅　解析:汪凡　严干新)

题 44

患者,女,41 岁,因"快速性"心悸来急诊就诊,心电图示节律规整的宽 QRS 心动过速,心室率 185 次/分。在接受静脉注射抗心律失常药物之后,该患者出现了血流动力学不稳定,随之电复律。

以下哪种药物最可能会导致这样的不良反应?

A.腺苷　　　　　　　　　　　　B.美托洛尔

C.胺碘酮　　　　　　　　　　　D.利多卡因

E.维拉帕米

A 41-year-old female presented to the emergency department with tachypalpitations. Her ECG showed a regular wide complex tachycardia at 185bpm. After intravenous administration of a drug, she became hemodynamically unstable and was subsequently shocked.

Which of the followings is the most likely culprit for this reaction?

A. Adenosine　　　　　　　　　B. Metoprolol

C. Amiodarone　　　　　　　　D. Lidocaine

E. Verapamil

【正确选项:E】

解析:

宽 QRS 波群心动过速可能是 VT,也可能是 SVT 伴差传,或预先存在的束支传导阻滞或预激。仔细观察心电图有助于区分 VT 和 SVT。但是,如果对诊断存有疑问,应当避免使用钙离子通道阻滞剂。

特别是在 VT 并伴有结构性心脏病的情况下,使用钙离子通道阻滞剂会迅速导致或加剧血流动力学不稳定。维拉帕米(钙离子通道阻滞剂),除引起外周血管扩张外,它对 L 型钙离子通道的抑制还具有很强的使用依赖性,即心率越快,其负性肌力作用越强。如下图所示,刺激频率越快时,心肌收缩力越强,即心肌收缩力频率正阶梯效应;由于其钙离子通道抑制的使用依赖性,可反转心肌收缩力的频率正阶梯效应,即刺激频率越快,心肌收缩力反而越弱。此种作用可导致心输出量明显减少,从而引发血流动力学异常。

美托洛尔或腺苷并没有此种特性。但是,宽 QRS 波群患者中,由于预激性心房颤动,腺苷和美托洛尔同样会加剧血流动力学不稳定。题干指出宽 QRS 波群心动过速是规则的,因此,可排除预激性心房颤动。利多卡因作为Ⅰb 类药物具有与钠离子通道结合快、解离快的特点,对钠离子通道的抑制也没有很强的使用依赖性,对心输出量无显著影响。

　　因此,在无法确定宽 QRS 波群心动过速是 VT 还是 SVT 伴差传时,则应使用对 VT 和室上性心动过速都有效的药物(如胺碘酮或普鲁卡因胺)。

　　选项中的所有药物均可通过不同机制引起外周血管扩张。需要注意的是,胺碘酮静脉推注时的低血压来源于其助溶剂(聚山梨醇酯 80)。最新的胺碘酮(Nexterone®)制剂已使用不具有任何血流动力学效应的 Captisol®(磺丁基醚 β-环糊精)替代聚山梨醇酯 80 作为助溶剂。

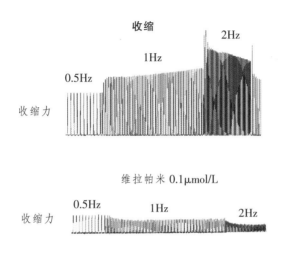

（命题、审校:严干新　翻译:王帅　解析:汪凡　严干新）

题 45

患者,女,43 岁,因进行性乏力就诊,12 导联心电图如下。以下哪项是该患者下一步最适合的处理方法?

A. 植入 ICD
B. 行心脏 MRI 检查
C. 行有创心脏电生理检查
D. 植入起搏器

A 43-year-old female presented with progressive fatigue. A 12-lead ECG is shown below. Which of the followings is the most appropriate next step in the management of this patient?

A. ICD implantation
B. Cardiac MRI
C. Invasive EP study
D. Pacemaker implantation

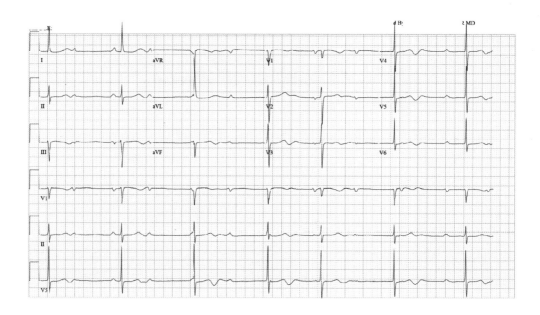

【正确选项:B】

解析:

由题干和 ECG 可知,该患者有高度房室传导阻滞,但原因不明。有些病因引起的高度房室传导阻滞(如莱姆病)是可逆的,即通过治疗,房室传导可完全恢复。但是本题没有这个选项。另外,包括结节病在内的心肌病也可以引起高度房室传导阻滞。所以正确的选项是使用造影剂进行心脏 MRI 或 FDG-PET 成像,以评估有无心脏结节病或其他心肌病。如果发现患者有结节病,应用激素和(或)其他缓解疾病的药物(如甲氨蝶呤)治疗,有可能使房室传导阻滞消退;但多数医生还是会选择起搏治疗。由于结节病可引起恶性室性心律失常,导致患者猝死,如果选择起搏治疗,根据 2017 年 AHA/ACC/HRS 的指南,应选择植入具有除颤和起搏功能的 ICD(Ⅱa 指征),而不是单纯的起搏器。电生理检查是不必要的,因其症状与房室传导阻滞有关。

(命题、审校:严干新   翻译:王帅   解析:汪凡 严干新)

题 46

患者,男,38岁,因间断突发心悸至家庭医生处就诊。其发作无明显诱因,发作时颈部有重击感,每次发作后均有想排尿的感觉。下图为该患者的心电图。基于其临床症状及心电图表现,其最可能的诊断是什么?

A. 阵发性心房颤动　　　　　　　B. 阵发性心房扑动

C. AT　　　　　　　　　　　　　D. AVNRT

E. AVRT

A 38-year-old male presented to his primary care physician with a complaint of intermittent episodes of palpitations that tend to start abruptly. There are no clear triggering events. During the episodes, he has a pounding sensation in the neck. After these episodes, he often senses the urge to micturate. His ECG is shown below. What is the most likely diagnoses based upon the clinical symptoms and ECG?

A. Paroxysmal atrial fibrillation　　　　B. Paroxysmal atrial flutter

C. AT　　　　　　　　　　　　　　　D. AVNRT

E. AVRT

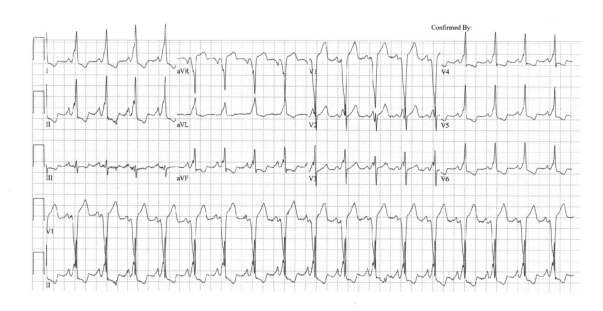

【正确选项:E】

解析：

根据临床症状及心电图表现,正确选项为 AVRT。患者平时心电图有心室预激图形,快而规则的颈部重击感(又称"青蛙"征或"衬衫拍打"征)多见于 AVNRT,但也会发生于 AVRT 的患者。2009 年发表在 JACC 上的一篇文章,共纳入 262 例 AVNRT 及 108 例 AVRT 的患者,颈部重击感的发生率分别为 40% 及 17%[1]。颈部重击感的发生机制通常认为是心动过速发生时,房室几乎同步收缩,三尖瓣关闭,右房压升高,血液反流至颈静脉。与 AVNRT 相比,AVRT 时,心房收缩的时间相对于心室收缩偏后,右心房压力及反流量较 AVNRT 时低。

此外,VT 或者三度房室传导阻滞的患者也可出现慢而不规则的颈部重击感。实际上,房室结双径路患者可能存在心房回波,即使在窦性心律的情况下,也可能出现颈部重击感。

想排尿的感觉可见于心房颤动、心房扑动、AVNRT 或 AVRT 等室上性来源的心动过速终止后,由心房压升高,心房钠尿肽分泌增多引起。

(命题、审校:严干新　翻译:汪凡　解析:汪凡　严干新)

参考文献

[1] Mittal S, Hao S C, Iwai S, et al.Significance of inducible ventricular fibrillation in patients with coronary artery disease and unexplained syncope [J]. Acc Current Journal Review, 2002, 38 (2):371–376.DOI:10.1016/S0735–1097(01) 01379–1.

题 47

患者,女,31 岁,因晕厥行电生理检查。其心电图正常;负荷超声心动图检查示基线 LVEF 正常,且没有可逆性心肌缺血。电生理检查示:给予 3 次连续额外心室期前刺激可诱发心室颤动,并于 23s 后自行终止。

基于目前发现,对于该患者来说,下列哪项治疗措施最得当?

A. 开始胺碘酮治疗
B. ICD 置入
C. β 受体阻滞剂
D. 无须增加其他治疗

A 31-year-old female underwent an EP study as part of the evaluation of syncope. Her ECG is normal. Her stress echocardiograms showed a normal baseline LVEF and no evidence of reversible ischemia. The EP study is performed, and she has inducible ventricular fibrillation with triple extrastimuli that self-terminates after 23 seconds.

What should be the next step in the management of this patient based on these findings?

A. Initiate amiodarone
B. ICD implantation
C. β-receptor blockers therapy
D. No additional therapy

【正确选项:D】

解析:

对于电生理检查诱发出持续性单形性 VT 的不明原因晕厥患者,随访显示自发性室性心动过速的发生率较高,即便此类患者临床上并未记录到持续性 VT 的发生,也应植入 ICD 以降低死亡率。

然而,对于不明原因晕厥的患者,电生理检查中连给予 3 个期前收缩诱发出的持续性多形性 VT 或心室颤动,其意义尚未明确,目前认为这是一种非特异的表现,并不能提示猝死或死亡率增加。有不少临床研究均得出相似的结论。如 2001 年发表在 JACC 上的一项研究,共纳入了 118 例冠心病合并不明原因晕厥的患者。所有患者均接受了电生理检查。其中,53 例(45%)患者诱发出持续性单形性室性心动过速,20 例(17%)患者诱发出持续性多形性室性心动过速或室颤,45 例(38%)患者诱发出非持续性室性心律失常。对于后两组患者,经(25.3+19.6)个月的随访证实,其死亡率并无差别[1]。

尽管目前 ACC/AHA 的指南推荐,对于不明原因晕厥的患者,如果电生理检查诱发出临床相关的、有血流动力学意义的 VT 或心室颤动,需植入 ICD(Ⅰ 类适应证),临床相关是指需结合临床来确定该 VT 或心室颤动为晕厥的原因;单纯的电生理检查中连续 3 个期前收缩诱发出的心室颤动本身不具有特异性。推定电生理诱发的心室颤动为晕厥原因时应有相应的临床依据,例如,晕厥患者的心电图,Holter 心电记录上有非持续性多形性室性心动过速或频发的 R-on-T 的室性期前收缩。值得注意的是,电生理检查中,特别是偶联间期短(<200ms)且连续 3 个期前收缩诱发的心室颤动,其临床价值有限;相比来说,单个期前刺激或 2 个期前刺激引发心室颤动的意义更大。

(命题、审校:严干新　翻译:汪凡　解析:汪凡　严干新)

参考文献

[1]Spar D S, Silver E S, Hordof A J, et al. Relation of the Utility of Exercise Testing for Risk Assessment in Pediatric Patients With Ventricular Preexcitation to Pathway Location [J]. American Journal of Cardiology, 2012, 109(7):1011-1014. DOI:10.1016/j.amjcard.2011.11.030.

题 48

患者,男,29 岁,在成为商业飞行员前行体格检查,无明显病史。12 导联心电图显示心室预激。其无心悸、头晕或晕厥史。运动平板试验进行至 Bruce 方案第 4 阶段时,预激波逐渐消失。在开始飞行员工作前,他需要接受进一步评估。下列哪项是该患者下一步最合理的处理方式?

A. 无须进一步检查　　　　　　B. 给予美托洛尔

C. 给予氟卡尼　　　　　　　　D. 侵入性电生理检查

E. 植入心电记录仪

A 29-year-old male without significant past medical history underwent physical examination while training to become a commercial pilot. A 12-lead ECG revealed pre-excitation. He has no history of palpitations, dizziness, or syncope. An exercise treadmill test was performed, and there was a gradual loss of pre-excitation at stage 4 of the Bruce protocol. He was referred to you for further evaluation and clearance to begin work as a commercial pilot.

Which of the followings is the most reasonable next step for the patient to handle?

A. No further test is necessary　　　　B. Start metoprolol

C. Start flecainide　　　　　　　　　D. Invasive EP study

E. Implant a loop recorder

【正确选项:D】

解析:

对于无症状预激的患者,应先行包括静息心电图、动态心电图、运动试验等在内的非侵入性检查以评估其猝死风险,以决定是继续观察(低危)还是进一步行包括电生理检查在内的侵入性检查。其中运动试验是最佳的无创方法。若运动试验中预激波突然消失,提示即使在运动时(交感兴奋的情况下)前传不应期依然相对较长,发生猝死风险极低。若运动试验中预激波持续,或者预激波逐渐消失(提示 QRS 波由旁路及房室结下传心室激动融合而成),此时需行侵入性检查进一步评估是否存在猝死的高危因素,如预激波持续存在、多旁路,可诱发出 AVRT,旁路前传有效不应期(APERP)<240ms,心房颤动时最短 RR 间距(SPERRI)≤250ms 等。

相信很多人在读题的时候可能没有关注到"预激波逐渐消失"这一描述。实际上,运动试验中预激波突然消失和逐渐消失的意义差别很大,有文献显示前者在预测心房起搏时旁路 1:1 前传周长/SPERRI/APERP>250ms 方面的特异性为 95.8%~100%,而后者则提示旁路和房室结的不应期(通常 230~450ms)接近,其与预激波持续的患者一样,均需行进一步的侵入性检查以评估猝死风险[1]。

　　2015 年 ACC/AHA/HRS 关于成人室上性心动过速的指南认为无症状的预激患者如从事可能会给其他人带来风险的高危职业(如飞行员),倾向于行射频消融术(证据水平Ⅱa,B-NR)。

（命题、审校:严干新　翻译:师睿　解析:汪凡）

参考文献

[1]Guttmann OP, Rahman MS, O'Mahony C, et al. Atrial fibrillation and thromboembolism in patients with hypertrophic cardiomyopathy: systematic review[J]. Heart, 2014, 100(6):465–472.DOI:10.1136/heartjnl–2013–304276.

题 49

患者,男,25 岁,因晕厥就诊。1 周前他于站立位突发晕厥(炎热夏季),主诉晕厥时感到恶心伴大汗。患者既往体健,无特殊服药史,无明显心脏病或心源性猝死家族史。体格检查无异常,心电图如下所示。

对该患者的最佳建议是什么?

A. ICD 植入

B. 心脏电生理检查

C. 心脏 MRI

D. 基因检测

E. 物理反压动作(训练)

A 25-year-old male presented for evaluation of syncope. He passed out while standing on a hot summer day one week ago. He complained of feeling nauseous and sweating profusely at the time. He has no past medical history and takes no medications. He has no significant family history of cardiac disease or sudden cardiac death. Physical examination is normal. His ECG is shown below.

What is the best advice for this patient?

A. ICD implantation

B. Invasive EP study

C. Cardiac MRI

D. Genetic testing

E. Physical counterpressure maneuvers

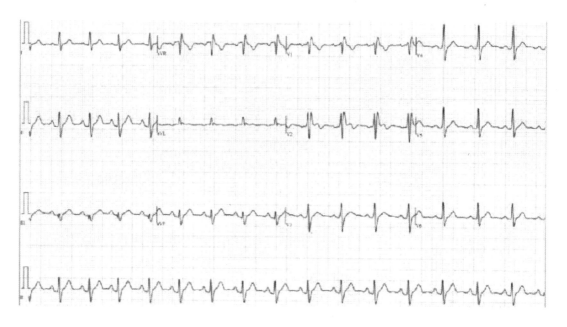

【正确选项:E】

解析：

　　常见的晕厥原因包括血管迷走性晕厥在内的神经介导性晕厥、直立性低血压、心源性晕厥等。在同一个患者身上同时存在多种晕厥原因的情况少见。

　　对于既往体健、体格检查正常、无心血管疾病家族史，炎热天气和(或)封闭拥挤环境及站立位诱发(而非体位变动)晕厥，发作前有前驱症状的年轻男性来说，其血管迷走性晕厥的可能性最大。其治疗包括避免诱因、教育、安慰，没有禁忌时增加 Nacl 和液体的摄入，进行物理反压动作训练等。

　　该患者心电图貌似 RBBB 图形，但是仔细观察可发现，右胸导联 QRS 波较其他导联 QRS 波明显增宽，结合其终末形态，实则为大的 J 波。该患者最终被诊断为 Brugada 综合征。Brugada 综合征患者的心电图有间歇性、隐匿性、多变性的特点。即使患者是 Brugada 综合征，因其没有无症状脑血管病、室性心动过速/心室颤动，或怀疑可能为室性心动过速/心室颤动导致的非血管迷走性晕厥、类癫痫样发作或濒死样呼吸的病史，目前也没有 ICD 植入的指征。基因检测、电生理检查、心脏 MRI 对于减少血管迷走性晕厥的再次发生并无帮助。

　　　　　　　　　　　　　　　　(命题、审校:严干新　翻译:师睿　解析:汪凡)

题 50

患者,女,33 岁,因肥厚型心肌病植入双腔 ICD,行心脏性猝死二级预防,现到诊室进行常规随访,服用琥珀酸美托洛尔 100mg/d,ICD 程控发现近 6 个月有 5 次心房颤动发作,最长持续 3h,心房颤动发作时无症状,该患者下一步的最佳处理方案是什么?

A. 利伐沙班 20mg/d
B. 阿司匹林每日 325mg
C. 射频消融
D. 左心耳封堵
E. 用药不变

A 33-year-old female with hypertrophic cardiomyopathy implanted with dual-chamber ICD for secondary prevention of sudden cardiac death presented to office for routine follow-up. She was on metoprolol succinate 100mg daily. ICD interrogation revealed 5 episodes of atrial fibrillation in the past 6 months, the longest lasting 3 hours. She has been asymptomatic during these episodes.

What is the best next step?

A. Rivaroxaban 20mg daily
B. Aspirin 325mg daily
C. Radiofrequency ablation
D. Left atrial appendage occlusion device
E. No change in medications

【正确选项:A】

解析:

既往的 Meta 分析显示,肥厚型心肌病(HCM)合并心房颤动血栓栓塞事件发生率高达 27.09%[1];其脑卒中风险不依赖于 CHA2DS2-VASc 评分的高低,即使在评分为 0 分的患者中卒中发生率依然较高。

2020 年 AHA/ACC 提出的关于肥厚型心肌病诊断与治疗指南认为,对于 HCM 合并无症状心房颤动,单次发作为 5min 至 24h 及超过 24h 的患者,均推荐给予 NOAC(一线)或 VKA(二线)抗凝治疗,推荐级别分别为 Ⅱa,C-LD 及 Ⅰ,C-LD。抗凝与否并不依赖于 CHA2DS2-VASc 评分的结果。假如此题中的患者为 33 岁男性,仍然选择 A 选项。

抗血小板药物单药治疗用于卒中预防并无效果,对年龄大的患者甚至有害,双药治疗(阿司匹林+氯吡格雷)疗效低于口服抗凝药,但出血风险与其相当,目前,指南不推荐抗血小板药物用于心房颤动卒中的预防。

HCM 合并心房颤动患者射频消融复发率高,指南推荐射频消融主要用于症状性心房颤动、药物治疗无效、有禁忌证或不愿服药的患者(证据水平 Ⅱa,B-NR)。

左心耳封堵适用于抗凝存在禁忌或抗凝无效、不愿抗凝、高脑卒中风险和(或)出血风险高的非瓣膜病心房颤动患者,该患者显然不符合;左心耳封堵的相关临床试验中纳入的 HCM 患者数量少,左心耳封堵治疗 HCM 合并心房颤动尚缺乏证据。

(命题、审校:严干新　翻译:师睿　解析:汪凡)

参考文献

[1]Guttmann O P, Rahman M S, O'Mahony C, et al. Atrial fibrillation and thromboembolism in patients with hypertrophic cardiomyopathy: systematic review[J].Heart, 2014, 100(6):465-472.DOI:10.1136/heartjnl-2013-304276.

题 51

患者,男,94 岁,3 天前接受 TAVR;术前心电图除显示左心室肥厚外基本正常。术后动态心电图如下,其揭示的心电现象是什么?

A. 倒递减传导　　　　　　　　　B. 超常传导

C. 裂隙现象　　　　　　　　　　D. 左、右束支非同步传导

A 94-year-old male who underwent TAVR three days ago. The preoperative ECG was essentially normal, except for showing LVH. The postoperative telemetry ECG is shown below. What ECG phenomenon does it reveal?

A. Inverse decremental conduction

B. Supernormal conduction

C. Gap phenomenon

D. Imbalanced conduction between left and right bundles

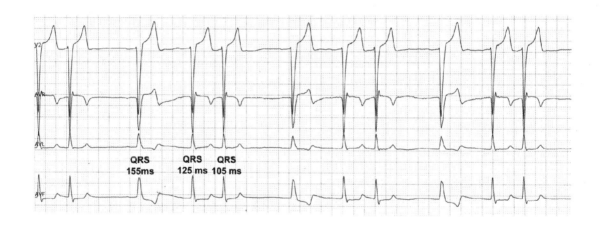

【正确选项:A】

解析:

倒递减传导是严干新教授于 2021 年在国际上首次正式提出的一新的心电学概念。因此,它也被称为"严氏传导"。要想弄明白什么是倒递减传导,先了解递减传导。

递减传导的本质就是 3 相传导阻滞,主要见于房室结等"钙控"的慢反应细胞(组织),在心电图上表现为受刺激频率越快时,传导速度越慢。少见的情况下也可发生在"异常"的希氏束或束支甚至心室肌等快反应细胞。递减传导是房室结的重要生理功能,可限制室上性快速电活动(如心

房颤动时)传导至心室,从而保护心室免受快速心室率的损害。但递减传导不等于文氏传导。

正常的快反应细胞兴奋性的恢复呈"电压依赖性"。在一次激动后,当膜电位恢复到静息电位水平时,其相对不应期结束,兴奋性完全恢复。慢反应细胞与之不同,由于其静息膜电位较"正"(约-60mV),其兴奋性的恢复慢,呈"时间依赖性",即动作电位结束、膜电位恢复到静息电位水平时,细胞兴奋性仍不能完全恢复。故相对于正常的快反应细胞来说,慢反应细胞的相对不应期长,长至动作电位结束之后,而前者相对不应期结束在动作电位结束之时或之前。动作电位相对不应期长是房室结递减传导的电生理基础。因此,基于以上特点,慢反应细胞(组织)可以在较大的范围内,因刺激落在其相对不应期的相对浅部或深部,传导速度逐渐发生递减。该递减既可以发生在传导系统的"正向",即"前传递减传导",也可以发生在传导系统的"逆向"。

当正常的快反应细胞因某些原因发生病变时,如缺血、炎症、机械损伤(如该患者的 TAVR 手术),应用钠离子通道阻滞剂等,其静息膜电位向"更正"的方向移动,细胞兴奋性恢复由正常时的"电压依赖性"转为"时间依赖性",其相对不应期较正常时变长,故也可以发生递减性传导。

本题的心电图呈 LBBB 图形,LBBB 阻滞的程度随前周期 RR 间期的长短发生变化,QRS 的宽度与前周期 RR 时长呈"正相关",即 RR 间期越长,QRS 越宽,反之亦然。这与通常的递减传导是相反的:如果是发生在束支水平的递减,应该是前周期 RR 间期越短,束支阻滞越重,QRS 越宽。严干新教授认为该种心电图现象实际是发生在束支水平的倒递减传导。当 RR 间期越长时,"受损"的束支发生 4 相自动除极,导致膜电位更"正",从而使能够用于 0 相除极的钠离子通道减少,表现出与前周期 RR 间期短长相关的束支阻滞程度的改变。倒递减传导的机制与 4 相传导阻滞的机制相似,但倒递减传导描述的现象更广泛,4 相传导阻滞只是倒递减传导中的一种,即前周期足够长,传导速度为 0 的情况。根据倒递减传导的理论,所谓的"超常"传导及韦金斯基现象就不难理解了。严干新教授认为,倒递减传导几乎均发生在急性受损的希-浦系统(希氏束或者束支),部分患者会发生完全性或高度房室传导阻滞,当损伤不可逆时,需考虑永久起搏器植入。

本题的心电图是发生在束支水平的倒递减传导,如其发生在希氏束水平,可表现为与常见递减传导相反的现象,即 P 波脱漏后第一个 PR 间期不缩短,反而较阻滞前的 PR 间期延长;另外也可表现为 RP 间期和 PR 间期的正变而非反变关系,即 RP 间期长时,PR 间期也长。

(命题、审校:严干新　翻译:师睿　解析:汪凡)

题 52

患者,女,75 岁,因晕厥入院。患者 3 周前因抑郁症开始服用帕罗西汀,自此后出现渐进性疲乏并数次出现晕厥前征兆。因昏倒被家人送至急诊室。下图为该患者入院心电图。该患者有抑郁症、青光眼、高脂血症、周围血管病、甲状腺功能减退和高血压病史。目前用药包括:氨氯地平 5mg、西洛他唑 100mg、左甲状腺素片 75μg、帕罗西汀 20mg、辛伐他汀 40mg 及噻吗洛尔滴眼液。患者血压 125/80mmHg,不随体位变化。帕罗西汀与下列哪种药物同时应用最可能导致晕厥?

A. 氨氯地平

B. 噻吗洛尔

C. 左甲状腺素片

D. 西洛他唑

E. 辛伐他汀

　　A 75-year-old female was admitted to the hospital with syncope. She was started on paroxetine for depression three weeks ago. Since then, she has felt increasing fatigue and presyncopal several times. She fainted and was then brought to the ED by her family. Her ECG on arrival is shown below. Her past medical history included depression, glaucoma, hyperlipidemia, peripheral vascular disease, hypothyroidism and hypertension. Her current medications included amlodipine 5mg, cilostazol 100mg, levothyroxine 75μg, paroxetine 20mg, simvastatin 40mg, and timolol eye drops. Her blood pressure was 125/80mmHg without orthostatic change. Interaction between paroxetine and which of the followings is most likely responsible for her syncope?

A. Amlodipine

B. Timolol

C. Levothyroxine

D. Cilostazol

E. Simvastatin

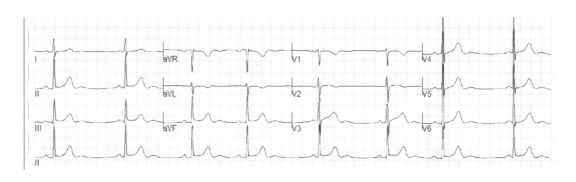

【正确选项:B】

解析:

这是一道考查药物间相互作用的题目。帕罗西汀作为 5-羟色胺再摄取抑制剂,常被用于抑郁症的治疗,其经肝脏细胞色素 P450 同工酶 CYP2D6 代谢的同时,还会显著抑制该酶的活性。此时如联用其他经该酶代谢的药物(如美托洛尔、奎尼丁、普罗帕酮、氟卡尼等),后者浓度会明显升高,从而引发药物过量的临床表现。噻吗洛尔为非选择性的 β 受体阻滞剂,其作为滴眼液时虽作用于眼部,但局部用药的 80% 会被机体吸收。由于其亦为 CYP2D6 的作用底物,当与帕罗西汀合用时,其血药浓度升高,可引发明显的心动过缓及乏力。结合该患者心电图表现(窦性心动过缓及窦性心律不齐,其最慢心室率约为 42 次/分),首先考虑帕罗西汀与噻吗洛尔合用引发心动过缓导致的晕厥。其余选项中的药物,如氨氯地平、辛伐他汀、西洛他唑均经 P450 同工酶 CYP3A4 代谢,西洛他唑甚至还有增快心率的作用, 左甲状腺素片在外周组织转化为活性代谢产物三碘甲状腺原氨酸(T3),这些药物与帕罗西汀均没有明显的相互作用。

(命题、审校:严干新　翻译:赵晓静　解析:汪凡)

题 53

患者,男,67 岁,因无症状性心动过缓就诊心内科。心电图如下所示。该患者有高血压、血脂异常和类风湿关节炎病史。两周前因吸毒住院行戒毒治疗。患者经常徒步旅行。2 个月前曾行 2 次心电图,示正常窦性心律,心率分别为 68 次/分及 76 次/分。

对该患者心动过缓最合理的解释是什么?

A. 酒精性心肌病

B. 退行性传导系统疾病

C. 远足引起的莱姆病

D. 近期入院时添加可乐定

A 67-year-old male presented to the cardiac clinic for asymptomatic bradycardia. An ECG obtained in the clinic is shown below. He has a history of hypertension, dyslipidemia, and rheumatoid arthritis. He was admitted for substance abuse detoxification two weeks ago. He is an active hiker. His two ECGs obtained two months ago showed a normal sinus rhythm at rates 68 bpm and 76 bpm respectively.

What is the most plausible explanations of the observed bradycardia?

A. Alcohol-induced cardiomyopathy

B. Degenerative conduction system disease

C. Lyme disease from a recent hike

D. Clonidine addition during recent admission

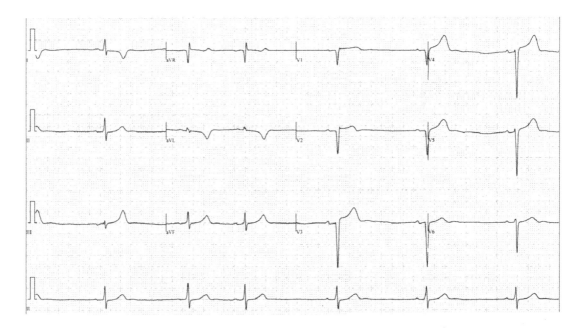

【正确选项:D】

解析：

患者 2 月前心率尚在正常范围，此次就诊的心电图示严重窦性心动过缓合并窦性心律不齐（约 33 次/分）。该严重窦性心动过缓为新近发生,应首先考虑存在新发的导致心动过缓的原因。选项 **A** 和 **B** 通常为慢性病程,而非急性。患者经常徒步旅行,心电图Ⅰ、aVL 导联 T 波倒置,且胸前导联 R 波递增不良伴 V1~V4 导联 ST 段抬高,应考虑莱姆病累及心肌可能,但莱姆病心肌炎 90% 表现为不同程度的房室传导阻滞,而非窦性心动过缓(累及窦房结的概率较低)。结合患者吸毒、戒毒的病史,选项 **D** 更合适。可乐定作为非阿片类戒毒药物之一,能通过激活中枢蓝斑核 α 受体,较好地抑制包括海洛因在内的阿片类毒品戒断症状。同时,因其可直接激动下丘脑及延髓的中枢突触后膜 α2 受体,抑制中枢及外周交感神经活动,减少末梢神经去甲肾上腺素的释放,在降低血压的同时减慢心率,可导致严重的窦性心动过缓。

当然,该患者心电图异常原因不明,需行进一步的检查予以明确。

(命题、审校:严干新　翻译:赵晓静　解析:汪凡)

题 54

患者,女,54 岁,因胸骨后压榨样疼痛就诊。急诊心电图示急性前壁 STEMI 图形。随后患者接受紧急心导管检查,示 LAD 近端完全闭塞,遂植入药物洗脱支架。术后心电图如下所示。患者无症状且血流动力学稳定。下一步最佳的治疗措施是什么?

A. 静脉注射利多卡因
B. 静脉注射胺碘酮
C. 静脉注射美托洛尔
D. 无特殊治疗
E. 出院前植入 ICD

A 54-year-old female presented to the ED with crushing substernal chest pain. An ECG obtained in the ED showed acute anterior wall STEMI. She then underwent emergent cardiac catheterization that showed total occlusion of the proximal LAD, for which she receiveed a drug-eluting stent. An ECG post procedure is shown below. The patient is asymptomatic and hemodynamically stable. What is the best next step in management?

A. Intravenous lidocaine
B. Intravenous amiodarone
C. Intravenous metoprolol
D. No specific treatment
E. ICD prior to discharge.

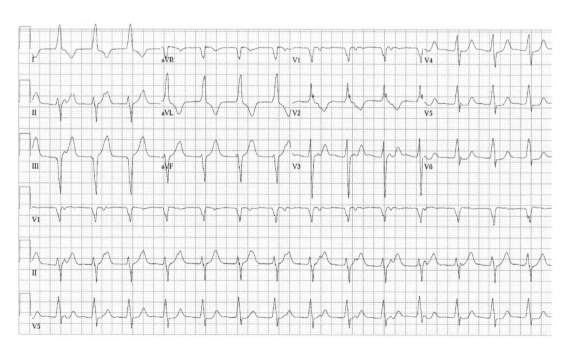

【正确选项:D】

解析：

　　该份心电图心室节律规整,频率约为 87 次/分,QRS 波>120ms,为非典型左或右束支传导阻滞图形,可见明显的房室分离,窦性 P 波频率约为 79 次/分,心室率大于心房率,考虑诊断明确,为窦性心律、干扰性房室脱节、加速性室性自主心律(AIVR)。

　　再灌注治疗后的 AIVR 曾被认为是再灌注成功的一种表现,但其并不具备特异性。AIVR 多被认为由心内膜下的浦肯野纤维自律性异常增高引起,但亦有研究认为其与延迟后除极、触发活动相关。自主神经活性异常(迷走神经活性增高、交感神经活性降低)亦参与其中。

　　AIVR 通常被认为是"良性"的,并没有提示预后方面的价值,其并不是 ICD 植入的适应证之一。在治疗上,由于其心率<100 次/分,多不会引发症状或者血流动力学异常,通常无须处理,常可自行消失。如因频率较快并伴有症状,可短期使用静脉利多卡因或口服美西律。

(命题、审校:严干新　翻译:李艺　解析:汪凡)

题 55

患者,女,89岁,有冠心病、高血压和永久性心房颤动病史,正在使用房室结阻滞剂控制心率。患者因过去 1 周的恶心伴头晕症状就诊。约 10 天前她罹患病毒综合征,主要表现为包括腹泻在内的胃肠道症状,目前正在好转。患者心电图如下所示。下一步最佳的治疗措施是什么?

A. 植入起搏器行左束支起搏
B. 调整或停用一种心脏药物
C. 植入起搏器行右心室起搏
D. 植入无导线起搏器
E. 继续观察

A 89-year-old female with a history of coronary disease, hypertension and permanent atrial fibrillation is on an AV nodal blocking agent for rate control. She presented to your office for evaluation of symptoms of nausea and dizziness for the past week. She had a viral syndrome about 10 days prior with predominant gastrointestinal symptoms including diarrhea, which are improving. Her ECG is shown below. What is the best next step in management?

A. Implant a pacemaker with LBB pacing
B. Adjust or stop a cardiac medication
C. Implant a pacemaker with RV pacing
D. Implant a leadless pacemaker
E. Continue observation

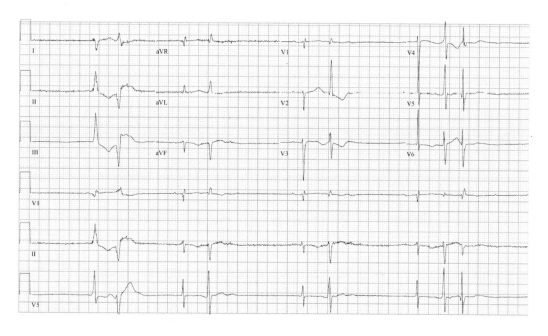

【正确选项:B】

解析：

在处理缓慢性心律失常时，应根据病因类型，是否存在症状，病因和(或)诱因是否可逆或可去除，病因是否持续进展(如神经肌肉疾病等)，是否起搏依赖，LVEF 等综合决定选用哪种治疗方案，包括观察、药物、临时起搏、永久起搏(右心室起搏、希氏束起搏、左束支起搏、无导线起搏)、CRT 和(或)ICD 等。

该患者高龄，存在永久性心房颤动，应用频率控制的药物，心电图显示在心房颤动基础上并发了联律间期相对固定的室性期前收缩，以及成对、多源室性心律失常，首先应考虑洋地黄过量导致房室传导阻滞及触发性室性心律失常的可能。结合患者近期存在腹泻，心电图 V3、V4 导联貌似 QT 间期延长，提示存在低钾和(或)急性肾功能受损可能，支持洋地黄过量诊断。鉴于该心动过缓诱因可逆，没有必要植入永久起搏器，治疗上应首先停用洋地黄类药物，积极补钾和(或)补镁，如有条件，可应用地高辛抗体 Fab 片段等，当并发血流动力学异常时，可临时植入起搏器。

(命题、审校：严干新　翻译：李艺　解析：汪凡)

题 56

患者,女,19 岁,有晕厥病史,植入循环记录仪后再次出现晕厥。2D 超声心动图与 12 导联 ECG 未见异常。晕厥发作期间,循环记录仪事件监护记录如下所示。

下一步最佳治疗方案是什么?

A. 心脏 MRI

B. 起搏器植入

C. 平板运动试验

D. 改变生活方式

A 19-year-old female with a history of syncope presented with a recurrent syncope after implantation of a loop recorder. Her 2D echocardiography and 12-lead ECG were normal. Her loop recorder tracing during one episode of syncope is shown below.

What is the best next step?

A. Cardiac MRI

B. Pacemaker implantation

C. Treadmill exercise test

D. Advise lifestyle modifications

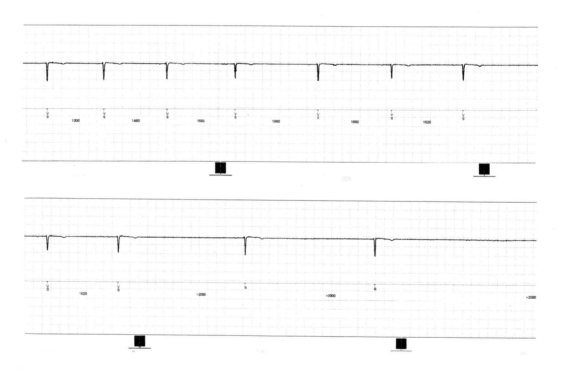

【正确选项:D】

解析：

　　这是一道关于晕厥的题目。该患者为青年女性,晕厥原因不明(已植入植入式循环记录仪),尽管题干并没有提供有关晕厥发作特点方面的任何信息,但其发作时的心电图表现为 PP 间期及 PR 间期逐渐延长,而后出现窦性停搏及交界性逸搏,窦房结及房室结功能同时受到抑制,高度提示该患者发生的晕厥为迷走神经兴奋导致的血管迷走性晕厥(VVS)。对于此类晕厥,特别是在首次明确诊断后,首要的治疗不是植入永久起搏器,而是去除诱因(长时间站立、温暖环境、不必要的医疗操作或使用影响血压的药物)、宣教、予以安慰、改变生活方式,没有禁忌时增加水盐摄入,行身体对抗张力动作(双下肢交叉、肢体及腹部收缩、蹲坐)及直立体位训练等。当以上措施无效,记录到与晕厥相关的心室停搏≥3s 时,双腔起搏器可减少甚至完全预防这种迷走神经介导的晕厥。对于血管减压型 VVS,起搏器植入并无益处。

　　因为该患者的晕厥诊断已明确,心脏 MRI 及平板运动负荷试验对诊断及治疗均无帮助。

（命题、审校:严干新　翻译:王鑫　解析:汪凡）

题 57

患者,男,47岁,因呼吸困难入院。患者体形肥胖,有2型糖尿病、高脂血症和高血压病史。入院行心导管检查,显示冠状动脉三支病变。患者随后接受了冠状动脉旁路移植术(CABG),术中发作室性心动过速, 予胺碘酮静脉滴注治疗。CABG 术后第1天,12 导联 ECG 显示正常窦性心律, QTc 间期为 508ms,心电遥测记录到频发室性期前收缩及可自行终止的多形性室性心动过速(见下图)。以下治疗措施中,哪项是不合适的?

A. 停用胺碘酮

B. 紧急行心导管检查

C. 加用利多卡因

D. 补充电解质

A 47-year-old obese male with a history of type 2 diabetes, hyperlipidemia and hypertension was admitted with dyspnea. Cardiac catherization revealed triple coronary artery disease. He subsequently underwent coronary artery bypass grafting (CABG) during which he had episodes of ventricular tachycardia. Amiodarone intravenous drip was then started. On day 1 post CABG, 12-lead ECG showed a normal sinus rhythm with QTc of 508ms and telemetry showed frequent PVCs and a few episodes of self-terminated polymorphic VT. What is the inappropriate approach?

A. Discontinue amiodarone

B. Emergent cardiac catherization

C. Add lidocaine

D. Electrolyte replacement

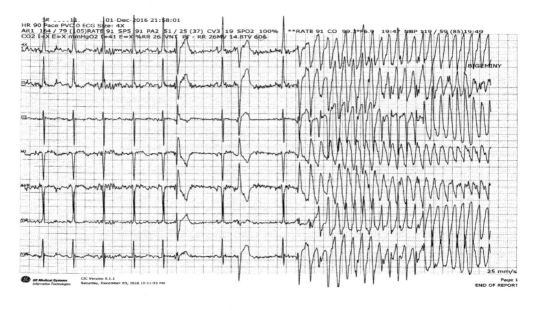

【正确选项:A】

解析：

如图所示，宽 QRS 波群心动过速为室性心动过速。因其具有：①基础窦性心律时，QTc 间期明显延长（约 550ms）；②室性心动过速由"短–长–短"周期及 R–on–T 室性期前收缩诱发；③室性心动过速发作时，QRS 波群形态与极向呈周期性变化等特点，首先考虑该室性心动过速为尖端扭转性室性心动过速（Tdp）。但这例患者是真正的 Tdp 吗？要想得到正确的答案，首先要明确 Tdp 的本质是什么。

Tdp 的本质是长 QT 间期依赖或触发、折返机制维持的多形性室性心动过速（PMVT），其发生的基础是净内向电流增大、QT 间期延长、复极离散度增加，从而引发早期后除极及触发活动。长 QT 间期与 Tdp 发生之间存在一定意义上的"因果关系"。"短–长–短"周期中的室性期前收缩，部分是源于长 QT 后早期后除极引发的"R–from–T"室性期前收缩，而并非全部为"独立"于长 QT 之外的 R–on–T 室性期前收缩。。

由于在病因、电生理机制、发病前后心电图表现及治疗方法等方面，Tdp 均与非长 QT 依赖的 PMVT 存在显著的区别，因此，临床上准确鉴别两者尤为重要。非长 QT 依赖的 PMVT 包括两种，即常见的 QT 间期正常的 PMVT，以及不常见但需要着重鉴别的伴有 QT 间期延长但非长 QT 触发的 PWVT。后者部分可呈尖端扭转形态，但实为"假性 Tdp"。真假 Tdp 的鉴别是临床诊疗工作中的难点。

基于此，2021 年 2 月发表在 *European Heart Journal* 上的一项研究对相关问题进行了讨论。研究结果显示，室性心动过速与其前窦性心律的偶联间期有助于鉴别真假 TdP。两者偶联间期的平均值分别为（599.7±172.8）ms 及（359.9±37.75）ms，差异具有显著统计学意义（$P<0.001$）。结合这例患者，尽管其 QTc 间期明显延长，但室性期前收缩及室性心动过速的偶联间期仅为 360ms 左右，故考虑其为假性 Tdp 的可能性更大，其实为伴有 QT 间期延长但非长 QT 间期依赖的 PMVT，故应继续应用胺碘酮，而非停用；联用利多卡因是可以的，补充电解质维持内环境的平衡也是必需的；同时要积极寻找心律失常发作的原因，如紧急行心导管检查，以明确有无新发血管病变导致的心肌缺血或冠状动脉旁路血管的急性阻塞等。当然，在治疗的过程中，还要注意观察心电图变化，警惕假性 Tdp 向真性 Tdp 转变的可能。

（命题、审校：严干新　翻译：王鑫　解析：汪凡）

题 58

患者,男,88 岁,因心悸就诊于急诊科。有高血压及冠心病(CAD)病史。其门诊用药包括:阿司匹林 81mg/d,琥珀酸美托洛尔 50mg/d,氨氯地平 5mg/d。患者的急诊 ECG 如下所示。

以下哪项是最有可能的诊断?

A. 房性心动过速   B. 快–慢型 AVNRT

C. AVRT(左后侧旁路)   D. 交界性心动过速

An 88-year-old male with history of hypertension and coronary artery disease (CAD) presented to the emergency department with palpitation. His outpatient medications include aspirin 81mg daily, metoprolol succinate 50mg daily and amlodipine 5mg daily. The ECG after arrival at the emergency department is shown below.

Which of the following is the most likely diagnosis?

A. Atrial tachycardia

B. Slow-fast AVNRT

C. AVRT using left posterior accessory pathway

D. Junctional tachycardia

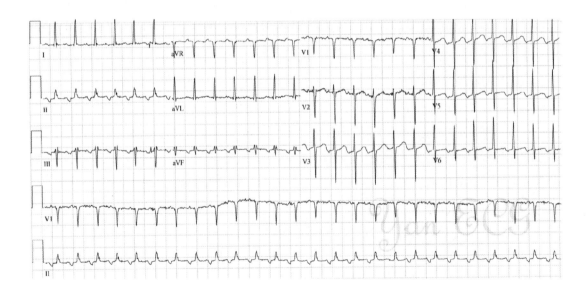

【正确选项:B】

解析:

该题目涉及长 RP 间期心动过速的鉴别诊断。长 RP 间期心动过速是指 RP 间期>50%的心动过速。RR 间期的窄 QRS 波群心动过速,通常包括 AT、FS-AVNRT、持续性交界性反复性心动过速 (PJRT)、心房扑动 2:1 房室传导、窦房折返性心动过速及窦性心动过速等。在分析此类心电图时,首先要明确 P 或 P'波的极向,其次要观察 P 或 P'波与 QRS 波数量的关系,即 P 或 P'波数量是大于、等于还是小于 QRS 数量。

AT 的 P'波形态多变,P'波数量可 ≥ QRS 数量;FS-AVNRT 及 PJRT 的逆行 P'波在下壁导联呈负向,其中 FS-AVNRT 的 P'波数量可大于、等于或小于 QRS 数量,因为心房或心室均不是维持心动过速的必要条件,而 PJRT 时 P'波数量一定等于 QRS 数量,心房参与构成折返环的一部分。窦房折返性心动过速及窦性心动过速的 P 波在下壁导联呈正向;在大多数心房扑动患者的下壁导联可见“锯齿”样 F 波;其心房波数量 ≥ 心室波。

本题目中,下壁导联 P'波呈负向,P'R 间期>120ms,应该对 AT、FS-AVNRT、PJRT 三者进行鉴别。仔细观察长 Ⅱ 导联,第 18 跳的 QRS 波群前的 P'波消失(P'波数量<QRS 波数量),但心动过速没有受到丝毫影响,提示 P'波并非维持心动过速的必要条件,AT 和 PJRT 均可排除,故考虑 FS-AVNRT 可能性最大。至于交界性心动过速,通常 P'R 间期应<120ms,本题目为最可能的诊断,故选项 **D** 不予考虑。

(命题、审校:严干新　翻译:胡蝶　解析:汪凡)

题 59

患者,男,55 岁,因"反复心悸"就诊。患者就诊时的 12 导联 ECG 如下所示。

以下哪项是最有可能的诊断?

A. 房性心动过速伴 2:1 旁路前传。

B. 正常窦性节律,Ⅰ度 AVB 伴左心室肥大。

C. 正常窦性节律,房束旁路前传。

D. 加速性室性自主节律伴逆行 P 波。

A 55-year-old male presented with recurrent palpitation. His 12-lead ECG is shown below. Which of the following is the most likely diagnosis?

A. Atrial tachycardia with 2:1 conduction over an accessory pathway.

B. Normal sinus rhythm with 1st degree AVB and left ventricular hypertrophy.

C. Normal sinus rhythm with conduction with over an atriofascicular pathway.

D. Accelarated idioventricular rhythm with retrograde P waves.

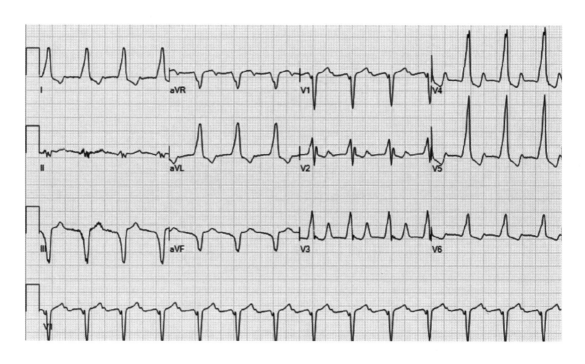

【正确选项:A】

解析:

　　该题目可应用排除法。首先,心电图中 P 或 P'波在下壁导联呈正向,在 aVR 导联呈负向,显然不符合逆行 P 波的特点,故选项 **D** 可排除;经右侧旁路的预激方向指向左心室,在心电图上可表现出假性左心室肥厚,此心电图预激明显,故选项 **B** 可排除。存在较多争议的为选项 **A** 和 **C**。

　　该患者"PR 间期延长"合并类 LBBB 图形,QRS 起始延缓,似有 δ 波,特别符合 Mahaim 纤维房束旁路体表心电图"Ⅰ度 AVB+LBBB"的特点。但需要注意的是,房束旁路的类 LBBB 图形有其自身的特点。因房束旁路起自右心房游离壁,穿三尖瓣环至右心室心尖部止于右束支的远端,或直接止于该处心室肌,在心电图上表现为类右心室心尖起搏的"LBBB"样图形,其胸前导联移行区在 V4 导联以后。而该患者的胸前导联移行区在 V2 导联,显然不符合房束旁路的特点,故选项 **C** 不正确。

　　综上所述,该患者为 AT 2:1 旁路前传的可能性最大,有一心房波落在 QRS 波群内未能显现。根据 V1 导联 δ 波呈负向,胸前导联移行至 V2 导联等特点,考虑旁路位于右后间隔。该患者的另一幅心电图如下所示,显示 AT 伴交替性 1:1 及 2:1 旁路前传。

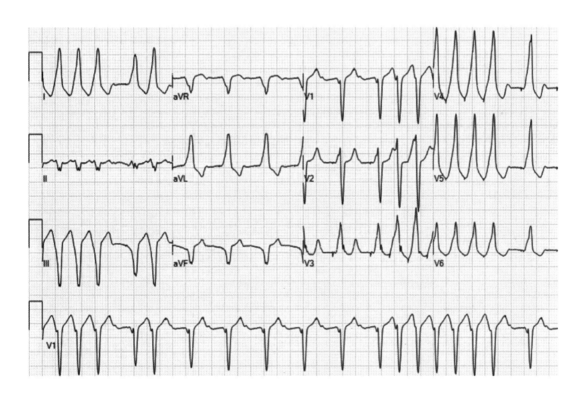

(命题、审校:严干新　翻译:胡蝶　解析:汪凡)

题 60

患者,男,63 岁,有高血压及 2 型糖尿病病史,因右肾巨大囊肿(9.7cm×8.7cm×10.3cm)入院,计划行机器人辅助腹腔镜下囊肿剥除术。术后,患者诉背痛及胸部压迫感。随后记录 ECG 如下所示。患者生命体征平稳。

以下哪项是对这例患者的建议?

A. 心导管检查   B. 继续当前的治疗

C. CT 肺血管造影   D. 2D 超声心动图

A 63-year-old male with a history of hypertension and type 2 diabetes was admitted for robotic assisted laparoscopic decortication of a large (9.7cm×8.7cm×10.3cm) right renal cyst. After the procedure, the patient had complaints of back pain and chest pressure. ECG was then performed as shown below. Vital signs were stable.

What do you recommend to this patient?

A. Cardiac catheterization   B. Continue current management

C. CT pulmonary angiography   D. 2D echocardiography

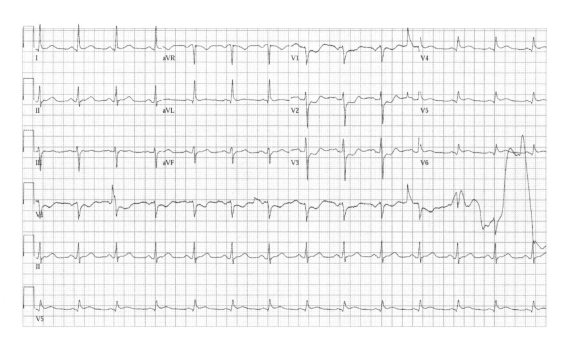

【正确选项:A】

解析：

　　患者，男，63 岁，合并高血压、糖尿病等冠心病的危险因素，腹腔镜术后出现缺血相关症状，心电图显示 V4~V6 导联 ST 段抬高（Ⅰ 导联、aVL 导联 ST 段有抬高趋势），伴有 V1~V3 导联 ST 段压低及 T 波直立，首先考虑有冠心病、急性前侧壁及后壁心肌梗死的可能，前间壁导联 ST 段压低实为后壁导联 ST 段抬高的镜像改变，故应加行右心室及后壁导联心电图，同时积极行心导管检查。紧急冠状动脉造影显示左回旋支冠状动脉近端急性血栓形成致 100% 阻塞（如图 A 中箭头所示）。成功行经皮冠状动脉介入治疗（PCI），如图 B 所示，注意 PCI 所用导丝仍在冠状动脉内。

　　不建议对 ST 段抬高型心肌梗死（STEMI）患者常规行超声心动图检查，以免延误冠状动脉造影和（或）介入治疗（Ⅲ类推荐，C 类证据）。选项 **B** 显然不正确。

　　外科手术后，患者为肺栓塞的高危人群，但其目前生命体征平稳，且无窦性心动过速、完全性或不完全性右束支传导阻滞、SIQ_ⅢT_Ⅲ、胸前导联 T 波倒置、肺性 P 波、电轴右偏等常见急性肺栓塞表现，故考虑缺乏急性肺栓塞依据，行 CT 肺血管造影暂无必要。急性肺栓塞心电图虽偶可表现为 ST 段抬高，但多表现为下壁和（或）前间壁导联，而非前侧和（或）后壁导联；且临床上 2/3 的此类患者表现为晕厥，90% 合并右心室大及下肢深静脉血栓。ST 段抬高的机制不明，推测可能与右心室后负荷增加、右心室扩大、右心室缺血和（或）梗死、右心室心输出量减少、室间隔左移致低血压等有关。

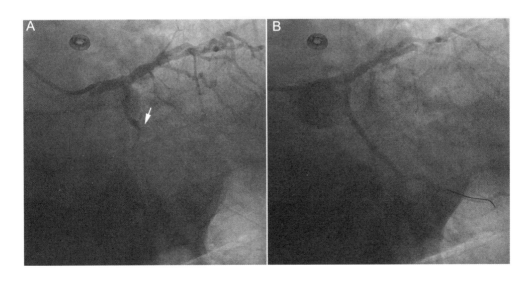

（命题、审校：严干新　翻译：张余斌　解析：汪凡）

题61

患者,女,61岁,无心脏病病史,因晕厥1次至急诊就诊。该患者于晕厥前2h开始出现腹痛,遂服用1片1个月前医生开具的抗呕吐药。在急诊室,该患者又发生了1次晕厥,远程心电监护上一段自行终止的心律失常如下所示。

在准备做12导联ECG的同时,考虑的下一步处理是什么?

A. 异丙肾上腺素   B. 临时起搏器

C. 基因检测   D. 冠状动脉造影

A 61-year-old female patient with no previous history of heart disease presented to the emergency department after experiencing a syncopal episode. The patient reported the onset of abdominal pain two hours prior to the fainting episode and had taken an antiemetic prescribed by a physician one month ago. At the emergency department, the patient experienced another syncopal episode. During this period, a self-terminated arrhythmia was observed on telemetric ECG monitoring, as depicted in the following figure.

As you prepare to perform a 12-lead ECG, what is the next step you consider in the management of this patient?

A. Isoprenaline   B. Temporary pacemaker

C. Genetic testing   D. Coronary angiography

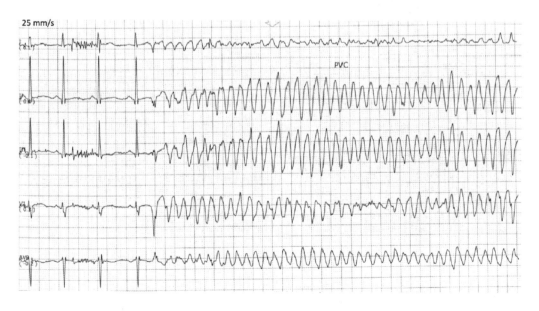

【正确选项:D】

解析：

　　本题考查的知识点是真、假 TdP 的鉴别。在一份心电图上,当同时出现 QT 间期延长和类"尖端扭转"形态的室性心动过速时,应尽可能明确二者是"因果关系"(在一定程度上)还是"伴随关系"。如果是前者,则为真性 TdP;QT 间期延长,复极离散度增大是室性心动过速发生的基础。如果是后者,则是"伴有 QT 间期延长,但非长 QT 触发或依赖"的多形性室性心动过速(PMVT)。也就是说,长 QT 并不排斥非 TdP 的 PMVT 发生,如急性心肌缺血所致。二者的鉴别关键点之一是室性心动过速发生时与窦性心律间的偶联间期。2021 年 9 月 Sami Viskin 发表在 *Circualtion* 上的一篇文章指出,真性 TdP 的偶联间期通常在 450ms 或 500ms 以上(不同研究结果有所不同);而急性心肌缺血所致心室颤动,其起始偶联间期"超短",约为(305±53)ms。虽然这与 Rosso 等的研究结果有所不同[二者偶联间期的平均值分别为(599.7±172.8)ms 及(359.9±37.75)ms],但是较短的起始偶联间期显然是缺血性心室颤动发生时的心电图特点。本题中 QTc 间期约为 500ms,类"尖端扭转"形态的室性心动过速起始偶联间期约为 360ms,排除 TdP,提示存在急性心肌缺血诱发室性心动过速进而发生晕厥的可能,应考虑行紧急冠状动脉造影,以进一步明确冠状动脉病变情况。此外,患者所描述的"腹痛"也应怀疑为急性心肌梗死的可能。故正确选项为 **D**。需要强调的是,真假 TdP 有相互转变或并存的可能。选项 **A** 和 **B** 并不适用于所有真性 TdP 的治疗,仅适用于间歇依赖性或慢频率依赖性患者。选项 **C** 被用作遗传性长 QT 的辅助诊断,在诊断遗传性长 QT 前,应首先排除缺血或其他因素引起的继发性长 QT。

(命题、审校:严干新　翻译:王鑫　解析:汪凡)

题 62

患者,男,52岁,在院外发生心脏骤停(OHCA),经心肺复苏、气管插管后转入急诊。该患者体形肥胖,有高血压、糖尿病病史。患者在急诊室因再次出现 VF 而接受电除颤,除颤后血压为 105/68mmHg,ECG 如下所示。

以下哪项是该患者下一步的最佳处理方案?

A. 静脉使用胺碘酮　　　　　　　B. 置入临时起搏器

C. 静脉使用美托洛尔　　　　　　D. 行冠状动脉造影

A 52-year-old obese man with history of hypertension and diabetes mellitus presented to the emergency department following an out-of-hospital cardiac arrest (OHCA). He had been resuscitated and intubated in the field. At the emergency department, he had one VF episode for which he was defibrillated. Post-resuscitation blood pressure was 105/68mmHg and ECG is shown below.

What is the best next step in the management of this patient?

A. Intravenous amiodarone　　　　　B. Insert a temporary pacemaker

C. Intravenous metoprolol　　　　　D. Coronary angiography

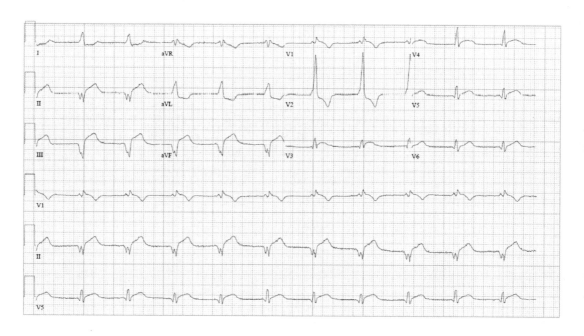

【正确选项:D】

解析：

　　该患者为 52 岁男性，有肥胖、高血压及糖尿病等多个冠心病的危险因素，复苏后心电图示加速性室性自主心律(AIVR，V1 导联类似 P 波的凸起实际上为 QRS 波群的一部分)，可能起源于左后分支；同时可见下壁导联及 V1、V3~V6 导联 ST 段抬高。虽然下壁导联的抬高无法排除室性心律时的继发性改变，但是胸导联的图形显然无法用继发性改变解释，故应考虑有急性 STEMI 的可能。根据 2013 年美国心脏病学院基金会/美国心脏协会(ACCF/AHA)的 STEMI 治疗指南，对于 OHCA 患者，如果初始心电图示 STEMI，需即刻行冠状动脉造影和(或)PCI(Ⅰ类推荐，B 类证据)。

　　目前 AIVR 的机制多被认为系心内膜下的浦肯野纤维自律性异常升高，但亦有研究认为，其与延迟后除极、触发活动相关。如果 AVIR 没有引起症状或者血流动力学异常(患者血压稳定)，通常无须处理，其多可自行消失。如果其引发症状或者血流动力学异常，一方面可尝试应用利多卡因或胺碘酮这类抑制浦肯野纤维自律性的药物，但因这些药物可能抑制窦性心律，反而会导致 AIVR 持续，甚至引发更严重的血流动力学异常，值得警惕；另一方面，可尝试应用阿托品或者临时起搏，提高窦性心律或心室率，以夺获心室，抑制 AIVR 的出现。静脉输注美托洛尔会进一步抑制窦性心律，对异位节律点的自律性并无作用，显然并不适用。

　　此外，对于无 ST 段抬高表现的 OHCA 患者，是否应行急诊冠状动脉造影，一直没有定论。欧洲心脏病学会(ESC)于 2021 年公布了 TOMAHAWK 试验的多中心随机对照试验结果，显示无选择性的急诊冠状动脉造影并未明显改善患者的 30 天生存率。

(命题、审校：严干新　翻译：王帅　解析：汪凡)

题 63

患者,女,80 岁,CAD 病史多年,5 年前因三度房室传导阻滞植入双腔起搏器;最近频繁出现胸闷,有时伴晕厥,并常于夜间憋醒,佩戴 24h 动态 ECG 片段如下所示。根据 ECG 表现,以下哪项治疗是最合适的?

A. 间歇性心室起搏功能不良,调整心室起搏阈值。

B. 起搏器特殊功能运作,继续观察。

C. 调高心室感知敏感性。

D. 减少心房输出,改单级起搏为双极起搏。

An 80-year-old female patient with a long history of CAD, who had a dual-chamber pacemaker implanted five years ago due to third-degree atrioventricular block, was currently experiencing frequent episodes of chest tightness, occasional syncope, and nocturnal arousal with breathlessness. A 24-hour dynamic ECG recording revealed the following findings. Based on the findings, which of the following is the most appropriate treatment?

A. Intermittent failure to ventricular pacing, adjust ventricular pacing threshold.

B. Special function of the pacemaker is operating; continue to observe.

C. Increase ventricular sensing sensitivity.

D. Decrease atrial output, change unipolar pacing to bipolar pacing.

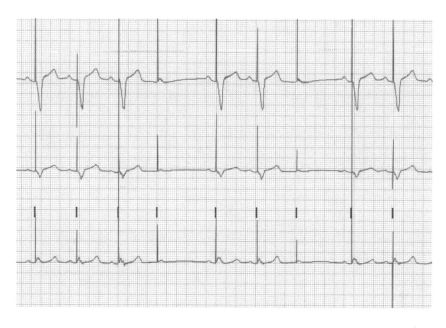

【正确选项:D】

解析：

　　本题为双腔起搏器的心电图特点：前 3 个自身 P 波后均有心室脉冲发放并夺获心室,起搏器呈 VAT 方式起搏；随后当第 4 个 P 波稍延迟出现时,恰好有一脉冲信号落于 P 波起始位置并轻度改变了 P 波形态(真性融合波,灰色箭头所示),这提示该脉冲为 AP 脉冲。但该 AP 脉冲后未见自身 QRS 波,也未见 VP 脉冲。随后当自身 P 波再次出现时,起搏器再次以 VAT 方式起搏。随后第 7 个自身 P 波再次延后出现,AP 脉冲落在 P 波升支上,未改变 P 波形态(假性融合波,黑色箭头所示),同样其后未见自身 QRS 波,也未见 VP 脉冲。随后当自身 P 波出现,起搏器依然以 VAT 方式起搏。

　　VP 脉冲短时间内消失两次并不符合美敦力心室起搏管理(MVP)功能的房室传导检测运作特点。VP 脉冲在应出现的位置没有出现,这提示可能发生了心室过感知。那么,心室过感知了什么信号呢？仔细对比不难发现,起搏器对自身 P 波感知没有明显异常,当感知到自身 P 波后,均在恒定的 SAV 间期后发放 VP 脉冲；但当 AP 脉冲出现时,VP 脉冲就消失了。这提示,心室电极很可能过感知了 AP 信号,误认为是自身心室感知事件(VS)而抑制了 VP 的发放,进而出现了图中 VP 消失的现象,即交叉感知。为了避免这种现象发生,多数起搏器在 AP 脉冲后设置心室空白期的同时,还会设置一个交叉感知窗,一旦有任何 VS 落入其中,即会触发心室安全起搏(VSP),即在交叉感知窗结束后发放 VP 脉冲,以避免上述 VP 消失的情况出现。

　　同时双腔起搏器心室交叉感知到心房电信号的原因有以下几种, 如心房输出太高 (多为单级),心室感知敏感性过高,心房后心室空白期过短,心室导线破损等。

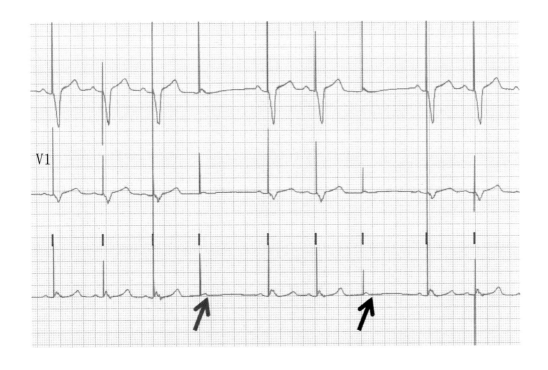

处理方法:①可以在保证能感知心室的前提下适当降低心室感知敏感性;②将单极心房起搏改为双极起搏;③延长心房后心室空白期。

但本题中为何没有出现 VSP 反应呢?有可能是交叉感知的事件落于交叉感知窗之外,被起搏器当作正常的心室感知事件,而理所应当地抑制 VP 脉冲;也有可能是起搏器未开启心室安全起搏功能。

本例在程控时发现 VSP 功能未打开。

(命题、审校:耿旭红　翻译:汪凡　解析:耿旭红　张余斌)

题 64

患者,男,46 岁。阵发性心悸 10 余年,再发 6h 入院。入院后描记 12 导联 ECG 如下所示。下列哪项是宽 QRS 波群心律失常最可能的机制?

A. 心房颤动合并 RBBB 型室内差异性传导。

B. 室性期前收缩,室性心动过速,室性融合波。

C. 心房颤动合并预激。

D. 心房颤动合并间歇性 RBBB。

A 46-year-old male patient with paroxysmal palpitations for over a decade presented to the hospital with a recurrence that started six hours ago. The 12-lead ECG is provided below. Which of the following is the most likely diagnosis of the wide QRS complex arrhythmia?

A. Atrial fibrillation with RBBB-type aberrant ventricular conduction.

B. Premature ventricular contractions, ventricular tachycardia, ventricular fusion waves.

C. Atrial fibrillation with concomitant pre-excitation.

D. Atrial fibrillation with intermittent RBBB.

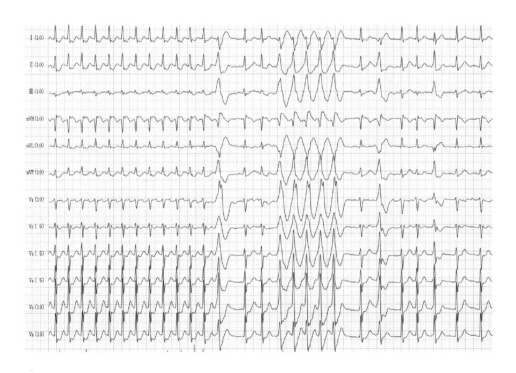

【正确选项:C】

解析：

本例患者心电图前半部分(R1~R12)为窄 QRS 波群心动过速,RR 间期规则,频率 187 次/分,P'波在 I 导联、aVL、V5~V6 倒置,V1 直立,II 导联、III 导联、aVF 直立或负正双向(注意排除 ST 段下移的干扰),RP'<P'R,RP'$_{V1}$(=130ms)>RP'$_{V5}$(=100ms),符合左前侧壁旁路参与的顺向型房室折返性心动过速。心电图后半部分 RR 间期绝对不规则,出现大小不等的"f"波,平均心室率 140 次/分左右,可见 3 种基本形态 QRS 波群。第一种形态起始粗钝,宽大畸形,时限达 180ms,如 R13、R16~R20,在 II 导联、III 导联、aVF、V1~V4 呈 R 型,V5~V6 呈 RS 型,I 导联呈 qrS 型,aVL 呈 QS 型,且 V1 呈左"兔耳"征。第 2 种 QRS 波群形态正常,同心动过速时 QRS 波群一致。第三种 QRS 波群形态介于前两者之间,如 R22、R25,而 R22 的前周期明显长于 R13、R16。结合以上特点,可以排除宽 QRS 波为 RBBB 或室内差异性传导(排除选项 **A、D**)。此外,宽 QRS 波的联律间期、RR 间期均不等(如图中标注),不支持选项 **B**(室性期前收缩、室性心动过速、室性融合波),而考虑选项 **C**(AF 合并预激),旁路定位应在左前侧壁,与之前心动过速旁路定位刚好相符(一元论),故最佳选项为 **C**。此外,该例患者在心房 S1S1 定数刺激 190ppm 时呈现典型心室预激,波形与宽 QRS 波群形态基本一致,如下所示,进一步佐证了该选项。

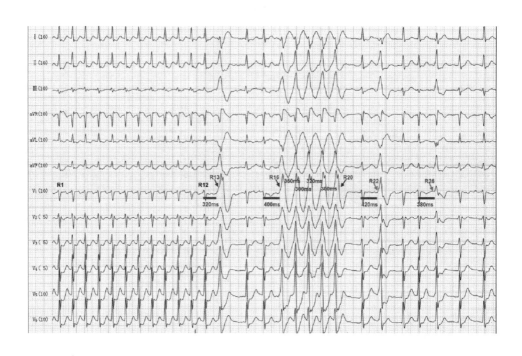

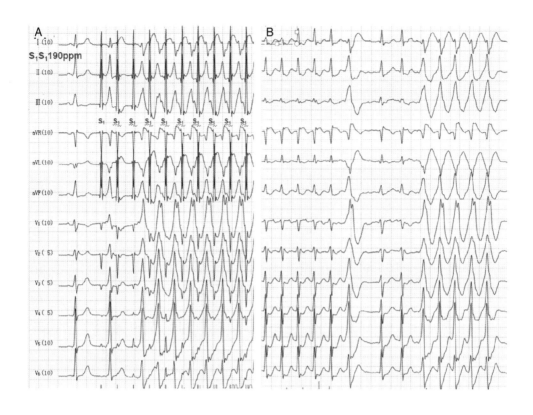

　　1/3~1/2 的预激综合征患者发生心房颤动，而心房颤动的高发生率及成功消融旁路后心房颤动发作显著减少的确切机制尚不十分清楚,90%以上的心房颤动因消融旁路后得到治愈，说明旁路在介导心房颤动发生中可能起重要作用。有学者提出,预激综合征患者发生心房颤动有 2 种机制:①旁路依赖性的心房易损性;②非旁路依赖性的心房内在易损性。由于房室旁路和心房肌纤维之间存在各向异性传导,加大了心房的易损性,在某些诱因,如期前收缩、心动过速、自主神经功能改变影响下发生心房颤动。另一方面,快速室上性心动过速发作可使心房发生电重构,心房不应期缩短,导致心房颤动更易发生。同时,心动过速可引起肺静脉或其他部位触发活动的发生而导致心房颤动促发。此外,预激综合征患者心室起搏比心房起搏更易诱发心房颤动,提示房内压力升高在心房颤动的发生中可能起到一定作用。然而,即使成功消融旁路,仍有部分预激综合征患者发生心房颤动,提示患者还存在其他触发因素,如心房内传导时间延长和房内传导的不均一性等,导致心房内在易损性增加,从而引起心房颤动发生。

　　预激合并心房颤动时,心电图一般特征如下:①心房颤动的特点为 P 波消失,代以"f"波,RR间期绝对不齐;②心室率快,多在 180 次/分以上;③QRS 波群形态多变,宽大畸形 QRS 波群(旁路前传)、正常形态 QRS 波群(房室结–希–浦系统前传),以及介于两者之间 QRS 波群(融合波)相互交错。本例患者心房颤动发作时,具备以上心电图特征,但心室率仅为 140 次/分左右,考虑由旁路本身不应期较长，或者旁路在高频率激动的作用下不应期缩短的程度不明显及旁路的隐匿性传导等因素所致。

(命题、审校、解析:蒋勇　翻译:汪凡)

题 65

患者,男,56 岁,无用药史,因胸痛及呼吸困难 6h 就诊。诊断及下一步处理是什么?

A. 病态窦房结综合征,左心室肥厚伴 T 波改变,安装永久性起搏器。

B. 急性心包炎,抗感染治疗。

C. 急性心肌炎,抗感染治疗并放置临时起搏器。

D. 急性下壁心肌梗死,立即送导管室。

A 56-year-old male patient receiving no medication presented with chest pain and dyspnea for 6 hours. What is the diagnosis and what are the next steps of the treatment?

A. Sick sinus syndrome, left ventricular hypertrophy with T-wave changes; implantation of a permanent pacemaker.

B. Acute pericarditis; anti-infective therapy.

C. Acute myocarditis; anti-infective therapy and placement of a temporary pacemaker.

D. Acute inferior myocardial infarction; immediate transfer to the catheterization lab.

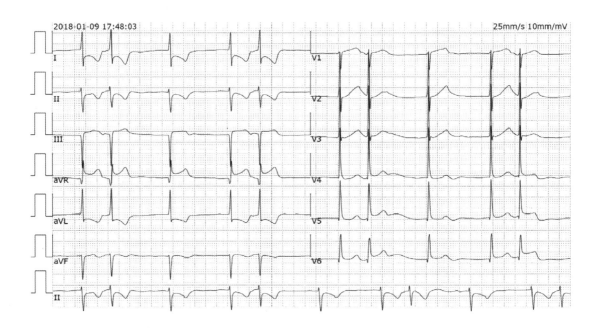

【正确选项:D】

解析:

　　此题比较复杂,根据题干和 ECG 信息,首先排除了选项 **B** 和 **D**,而选项 **A** 和 **C** 不能依据上述信息做出诊断,加上因无"黑蒙或晕厥"等临床症状,以及 ECG 信息中 PP 间期和 RR 间期仅为1000ms 左右,故没有必要安装起搏器。那么,本题似乎没有合适选项。这是一个几乎所有临床医生,甚至绝大多数专业的心电图医生都会面临的难点。细心观察会发现,此例患者 ECG 的矛盾之处,即出现心电波形,主要包括 P 波/QRS 波/T 波(ST 段)在肢体导联上同时"违规",而在胸前导联上整体"合规"现象:①P 波重叠于 T 波中或紧随 T 波后,导致其形态辨析不清,窦性/房性/反复搏动皆有可能;②QRS 波呈室上性。肢体导联中 aVR 导联呈异常的 qR 型;电轴却明显左偏−67°,且呈类似的左前分支阻滞型;而胸前导联却无相应改变,仅呈逆钟向转位图形;③T 波/ST 段原发性改变。但肢体导联中同属下壁面的 Ⅱ 导联和 Ⅲ 导联,却出现了向量反向(倒置/压低对直立/抬高);同时,整个肢体导联的最大向量指向左上−70°左右,然而这又和胸前导联中 V5、V6 导联 T 波/ST段最大向量指向左相矛盾。这种情况下,我们就要想到有可能肢体导联电极错接。

提起肢体导联电极错接,大部分人都熟悉"左−右手反接"且擅长辨别"镜像右位心",但其实际上远不止于此。下面进行简要复习:肢体导联电极错接与"镜像右位心"等变化不同,后者是"向量角度"改变,即心脏转位使所有心电向量环(P/QRS/T)方向改变,投影后导致常规 12 导联的心电波形整体变化;前者是部分"投影角度"改变,即肢体导联设置方向改变,而没有影响胸前导联,且"向量角度"本身并未变化,所以仅在肢体导联发生心电波形变化。简要解析如下。

1.电极连接在四肢上的导联被称为肢体导联,其中右上肢红夹、左上肢黄夹、左下肢绿夹共 3个电极被称为导联电极,并设置黄+红−Ⅰ、绿+红−Ⅱ、绿+黄−Ⅲ、红+aVR、黄+aVL 和绿+aVF 导联共 6 个导联,组成的导联轴被称为六轴系统;黑夹电极不是导联电极,其作为接地线连接于右下肢。

2.Ⅰ、Ⅱ、Ⅲ 导联为双极导联,加上因 Ⅱ 导联(60°)位于 Ⅰ 导联(0°)和 Ⅲ 导联(120°)的中位线上,心电波形 Ⅱ 导联=Ⅰ 导联+Ⅲ 导联。

(1)当 2 个导联电极直接换位时,彼此的心电波形就表现为"直接对调"导联反向,另 2 个则互换或反向互换。

(2)当 3 个导联电极交替换位时,彼此的心电波形就表现为 Ⅰ 导联呈 Ⅲ 导联/顺钟向时,或 Ⅲ导联呈 Ⅰ 导联/逆钟向时,另 2 个则呈非同导联反向。

(3)当黑夹电极和导联电极换位时,无论是直接还是交替换位,除了直接黑−绿夹电极互换外,必然是 2 个导联电极在双下肢,而 1 个在左/右上肢。前者对心电波形基本没有影响;其他则根据 3 个导联电极在四肢上实际位置及在导联轴上的彼此角度表现为双下肢导联呈近似直线,左/右上肢−左下肢导联呈正向或反向的 Ⅰ/Ⅱ/Ⅲ 导联图形, 左/右上肢−右下肢导联则由公式推导呈近似反向或正向的 Ⅰ/Ⅱ/Ⅲ 导联图形。

3. aVR、aVL、aVF 导联为加压单极导联,加上因三者间(210°、330°、90°)彼此互差 120°,心电波形 aVR+aVL+aVF=0。

（1）当肢体导联 2 个电极直接换位时,彼此的心电波形表现为"直接对调"导联互换,另一个不变。

（2）当肢体导联 3 个电极交替换位时,彼此的心电波形表现为 aVR 导联呈 aVF~aVL 导联呈 aVR~aVF 导联呈 aVL/顺钟向,或 aVR 导联呈 aVL~aVL 导联呈 aVF~aVF 导联呈 aVR/逆钟向。

（3）当黑夹电极和导联电极换位时,无论是直接还是交替换位,除了直接黑–绿夹电极互换外,根据左/右上肢是哪个导联电极决定 aVL/aVR 导联呈 aVR/aVL/aVF,双下肢导联则均为–1/2 aVR/aVL/aVF。

4.以下是肢体导联电极正确连接和各种错接,以及相应心电波形变化,符合以上原则。

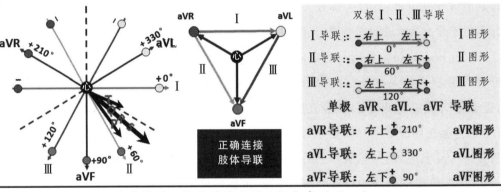

肢体导联正接和错接的图示和文字说明 1 和 2

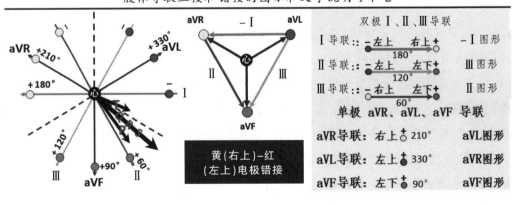

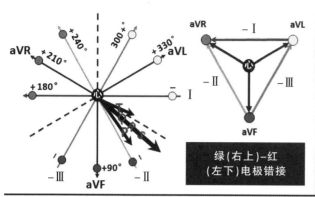

双极 I、II、III 导联

I 导联：− 左下　左上 + 　　 − III 图形
　　　　　　　300°

II 导联：− 左下　右上 + 　　 − II 图形
　　　　　　　240°

III 导联：− 左上　右上 + 　　 − I 图形
　　　　　　　180°

单极 aVR、aVL、aVF 导联

aVR 导联：右上 210°　　aVF 图形

aVL 导联：左上 330°　　aVL 图形

aVF 导联：左下 90°　　aVR 图形

绿(右上)−红(左下)电极错接

肢体导联正接和错接的图示和文字说明 3 和 4

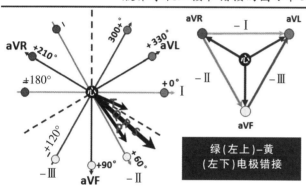

双极 I、II、III 导联

I 导联：− 右上　左下 + 　　 II 图形
　　　　　　　60°

II 导联：− 右上　左上 + 　　 I 图形
　　　　　　　0°

III 导联：− 左下　左上 + 　　 − III 图形
　　　　　　　300°

单极 aVR、aVL、aVF 导联

aVR 导联：右上 210°　　aVR 图形

aVL 导联：左上 330°　　aVF 图形

aVF 导联：左下 90°　　aVL 图形

绿(左上)−黄(左下)电极错接

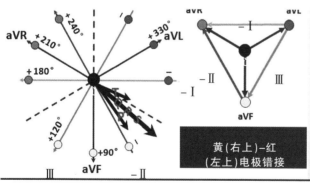

双极 I、II、III 导联

I 导联：− 左上　左下 + 　　 III 图形
　　　　　　　120°

II 导联：− 左上　右上 + 　　 − I 图形
　　　　　　　180°

III 导联：− 左上　右上 + 　　 − II 图形
　　　　　　　240°

单极 aVR、aVL、aVF 导联

aVR 导联：右上 210°　　aVF 图形

aVL 导联：左上 330°　　aVR 图形

aVF 导联：左下 90°　　aVL 图形

黄(右上)−红(左上)电极错接

肢体导联正接和错接的图示和文字说明 5 和 6

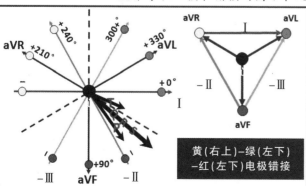

双极 I、II、III 导联

I 导联：− 左下　右上 + 　　 II 图形
　　　　　　　240°

II 导联：− 左下　左上 + 　　 I 图形
　　　　　　　300°

III 导联：− 右上　左上 + 　　 − III 图形
　　　　　　　0°

单极 aVR、aVL、aVF 导联

aVR 导联：右上 210°　　aVL 图形

aVL 导联：左上 330°　　aVF 图形

aVF 导联：左下 90°　　aVR 图形

黄(右上)−绿(左下)−红(左下)电极错接

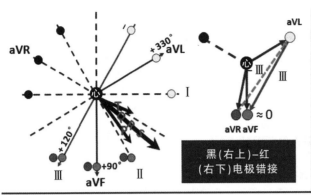

双极 Ⅰ、Ⅱ、Ⅲ导联

Ⅰ导联： — 右下　左上 + 　　Ⅲ图形

Ⅱ导联： 右下 — + 左下 　　 — Ⅰ图形

Ⅲ导联： — 左上　左下 + 　　 — Ⅱ图形

单极 aVR、aVL、aVF 导联

aVR导联： 右上 + 210° — 1/2aVL图形

aVL导联： 左上 + 330° 　 aVL图形

aVF导联： 左下 + 90° — 1/2aVL图形

黑(右上)—红(右下)电极错接

肢体导联正接和错接的图示和文字说明 7 和 8

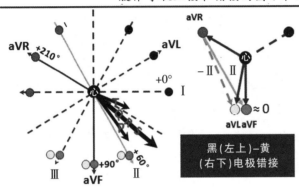

双极 Ⅰ、Ⅱ、Ⅲ导联

Ⅰ导联： — 右上　右下 + 　　 ≈ — Ⅱ图形

Ⅱ导联： — 右上　左下 + 　　 Ⅰ图形

Ⅲ导联： 右下 — + 左下 　　 近乎直线

单极 aVR、aVL、aVF 导联

aVR导联： 右上 210° 　 aVR图形

aVL导联： 左上 330° — 1/2aVR图形

aVF导联： 左下 90° — 1/2aVR图形

黑(左上)—黄(右下)电极错接

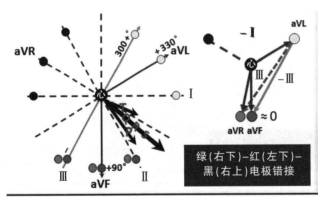

双极 Ⅰ、Ⅱ、Ⅲ导联

Ⅰ导联： — 左下　左上 + 　　 — Ⅲ图形

Ⅱ导联： 右下 — + 左下 　　 近乎直线

Ⅲ导联： — 左上　右下 + 　　 ≈ Ⅲ图形

单极 aVR、aVL、aVF 导联

aVR导联： 右上 210° — 1/2aVL图形

aVL导联： 左上 330° 　 aVL图形

aVF导联： 左下 90° — 1/2aVL图形

绿(右下)—红(左下)—黑(右上)电极错接

肢体导联正接和错接的图示和文字说明 9 和 10

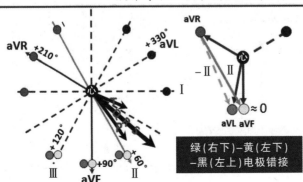

双极 Ⅰ、Ⅱ、Ⅲ导联

Ⅰ导联： — 右上　左下 + 　　 Ⅱ图形

Ⅱ导联： — 右上　右下 + 　　 ≈ — Ⅱ图形

Ⅲ导联： 左下 — + 右下 　　 近乎直线

单极 aVR、aVL、aVF 导联

aVR导联： 右上 210° 　 aVR图形

aVL导联： 左上 330° — 1/2aVR图形

aVF导联： 右下 90° — 1/2aVR图形

绿(右下)—黄(左下)—黑(左上)电极错接

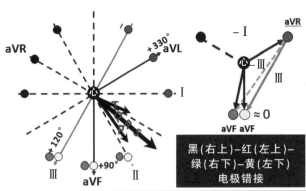

双极Ⅰ、Ⅱ、Ⅲ导联

Ⅰ导联：左上　左下　　　　Ⅲ图形
120°

Ⅱ导联：左上　右下　　≈−Ⅲ图形

Ⅲ导联：左上 右下　　近乎直线

单极 aVR、aVL、aVF 导联

aVR导联：右上 210° −1/2aVR图形

aVL导联：左上 330° **aVR图形**

aVF导联：左下 90° −1/2aVR图形

黑(右上)−红(左上)−绿(右下)−黄(左下)电极错接

肢体导联正接和错接的图示和文字说明 11 和 12

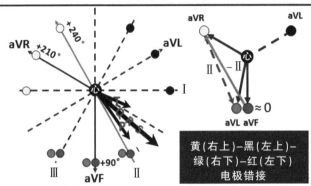

双极Ⅰ、Ⅱ、Ⅲ导联

Ⅰ导联：左下　右上　　−Ⅱ图形
240°

Ⅱ导联：左下 右下　近乎直线

Ⅲ导联：右上　右下　≈Ⅱ图形

单极 aVR、aVL、aVF 导联

aVR导联：右上 210° **aVL图形**

aVL导联：左上 330° −1/2aVL图形

aVF导联：左下 90° −1/2aVL图形

黄(右上)−黑(左上)−绿(右下)−红(左下)电极错接

双极Ⅰ、Ⅱ、Ⅲ导联

Ⅰ导联：右下　左上　≈−Ⅲ图形

Ⅱ导联：左上　左下　Ⅲ图形
120°

Ⅲ导联：左上 左下　近乎直线

单极 aVR、aVL、aVF 导联

aVR导联：右上 210° −1/2aVR图形

aVL导联：左上 330° **aVR图形**

aVF导联：左下 90° −1/2aVR图形

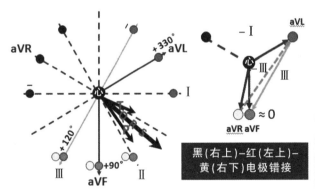

黑(右上)−红(左上)−黄(右下)电极错接

肢体导联正接和错接的图示和文字说明 13 和 14

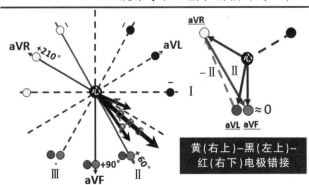

双极Ⅰ、Ⅱ、Ⅲ导联

Ⅰ导联：右下　右上　≈−Ⅱ图形

Ⅱ导联：右下 左下　近乎直线

Ⅲ导联：右上　右下　Ⅱ图形
60°

单极 aVR、aVL、aVF 导联

aVR导联：右上 210° **aVL图形**

aVL导联：左上 330° −1/2aVL图形

aVF导联：左下 90° −1/2aVL图形

黄(右上)−黑(左上)−红(右下)电极错接

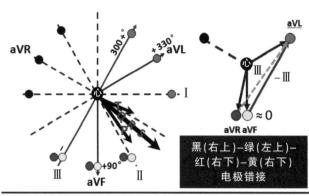

双极 Ⅰ、Ⅱ、Ⅲ导联

Ⅰ导联：右下 −+ 左下　近乎直线

Ⅱ导联：− 右下　左上+　≈Ⅲ图形

Ⅲ导联：− 左下　左上+　−Ⅲ图形　　300°

单极 aVR、aVL、aVF 导联

aVR导联：右上 210° − 1/2aVF图形

aVL导联：左上 330°　aVF图形

aVF导联：左下 90° − 1/2aVF图形

黑(右上)−绿(左上)−
红(右下)−黄(右下)
电极错接

肢体导联正接和错接的图示和文字说明 15 和 16

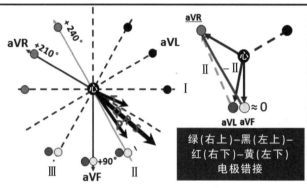

双极 Ⅰ、Ⅱ、Ⅲ导联

Ⅰ导联：右下 −+ 左上　近乎直线

Ⅱ导联：− 右下　右上+　≈Ⅱ图形

Ⅲ导联：− 左下　右上+　−Ⅱ图形　　240°

单极 aVR、aVL、aVF 导联

aVR导联：右上 210°　aVF图形

aVL导联：左上 330° − 1/2aVF图形

aVF导联：左下 90° − 1/2aVF图形

绿(右上)−黑(左上)−
红(右下)−黄(左下)
电极错接

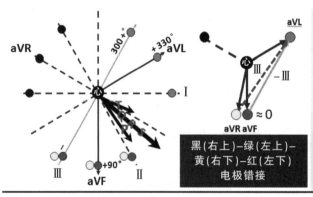

双极 Ⅰ、Ⅱ、Ⅲ导联

Ⅰ导联：左下 −+ 右下　近乎直线

Ⅱ导联：− 左下　左上+　−Ⅲ图形

Ⅲ导联：− 右下　左上+　≈Ⅲ图形　　300°

单极 aVR、aVL、aVF 导联

aVR导联：右上 210° − 1/2aVF图形

aVL导联：左上 330°　aVF图形

aVF导联：左下 90° − 1/2aVF图形

黑(右上)−绿(左上)−
黄(右下)−红(左下)
电极错接

肢体导联正接和错接的图示和文字说明 17 和 18

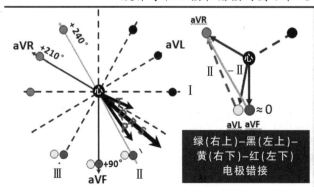

双极 Ⅰ、Ⅱ、Ⅲ导联

Ⅰ导联：左下 −+ 右下　近乎直线

Ⅱ导联：− 左下　右上+　−Ⅱ图形

Ⅲ导联：− 左下　右上+　≈Ⅱ图形　　240°

单极 aVR、aVL、aVF 导联

aVR导联：右上 210°　aVF图形

aVL导联：左上 330° − 1/2aVF图形

aVF导联：左下 90° − 1/2aVF图形

绿(右上)−黑(左上)−
黄(右下)−红(左下)
电极错接

扫码看彩图

　　本题中因为怀疑肢体导联电极错接，根据加压单极肢体导联只能换位而不能反向/反向换位的特点，先找到"辨识度"最高的 ECG 波形 aVR（此例只能够判断 QRS 波），并以此确定红夹电极放置在 aVF 导联，然后再推导出有两种可能：红-绿夹电极互换和红-绿-黄电极逆时针交替换位。前者"合规"并发现急性下壁心肌梗死！立即再次行 ECG 检查后，予以证实，未延误临床抢救时机。但需要指出的是，上述情况在 ECG 正常时更加容易判断，本题中 P 波形态不清（或心房颤动等）或逆行等；加上 QRS 波和（或）ST-T 波本身异常，确实容易干扰明确诊断。这时面对疑点，对照旧图和再次行 ECG 检查求证就显得尤为重要。

（命题:余萍　审校:严干新　翻译:汪凡　解析:沈灯 余萍）

题 66

患者,女,48 岁,乳腺癌手术后自觉心悸不适,行动态 ECG,片段如下。以下哪些选项是合理诊断?

A. 窦性心律

B. 插入性室性期前收缩

C. 室性期前收缩逆向隐匿传导致窦性下传伴干扰性 PR 间期显著延长(考虑有房室结双径路沿慢径路下传的可能)

D. T 波改变

A 48-year-old female patient with a history of breast cancer operation complained of palpitations. A segment of the dynamic ECG is provided below. What are the reasonable diagnosis?

A. Sinus rhythm

B. Interpolated ventricular premature contractions

C. Ventricular premature contractions with retrograde concealed conduction leading to sinus conduction disturbance with significantly prolonged interfering PR interval (considering the possibility of dual pathways along the slow pathway in atrioventricular node)

D. T-wave changes

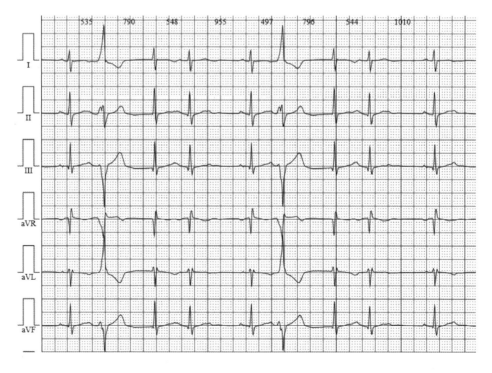

【正确选项:ABCD】

解析：

1.图中 R1、R5、R9 之前 P 波在 Ⅱ、Ⅲ、aVF 导联直立，aVR 导联倒置，符合窦性特点，且 PR 间期相等，为 0.16s，为窦性下传。

2.两个宽大畸形的 QRS 波(如星号所示)提前出现，形态与窦性下传不同，其前无相关 P 波，为室性期前收缩。

3. R3、R7 在室性期前收缩后出现，其前无明显的 P 波，是否考虑为交界性逸搏？再看之后的 R4~R5、R8~R9 间期，此长间期远大于该期前收缩后间期而并未出现交界性逸搏，所以排除 R3、R7 为交界性逸搏。仔细测量发现，室性期前收缩的 T 波中埋有窦性 P 波，由于室性期前收缩逆向隐匿传导致交界区产生不应期，当窦性激动下传时恰遇交界区的相对不应期而缓慢下传，形成心电图的长 PR 间期 PR3 及 PR7，当然，如此长的 PR 间期可能为房室结双径路沿慢径路下传。

4.由于 R3、R7 向后推迟，导致其后的窦性 P 波落于 T 波的降支终末(交界区 3 相末)，使下传的 PR 间期稍有延长，造成"房性期前收缩"的假象。这也并非逸搏–夺获。

本题为插入性室性期前收缩引发的 ECG 现象，在临床上较常见，易误诊为：交界性逸搏、房性期前收缩和逸搏–夺获，请注意鉴别。

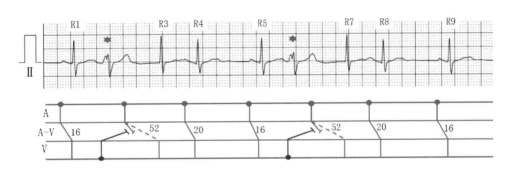

(命题、解析:耿旭红　翻译:汪凡　审校:严干新)

题 67

部分导联如下所示,不影响对心律失常的诊断。

(1)以下哪些选项是正确的?

A. 窦性心律　　　　　　　　B. 交界性逸搏

C. 房性期前收缩呈二联律部分伴差传　　D. 窦性停搏

E. 心室夺获

(2)请画出梯形图。

This figure provides only partial leads but does not affect the diagnosis of arrhythmias.

(1) Which of the following options are correct?

A. Sinus rhythm

B. Junctional escape beats

C. Atrial bigeminy with intermittent aberrant ventricular conduction

D. Sinus arrest

E. Ventricular captures

(2) Please draw an A-V ladder diagram.

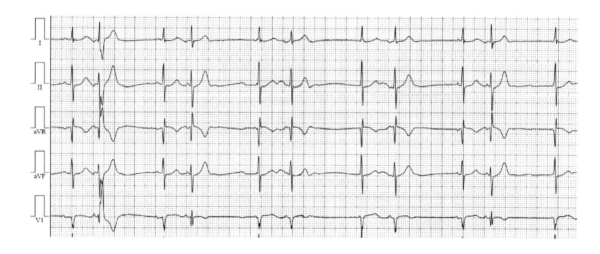

【正确选项:ABC】

解析 1(耿旭红):

图中给出了部分肢体导联与 V1 导联,QRS 波群成对逐组出现:

1. R1 为窄 QRS 波,其前的 P 波在 Ⅱ、aVF 导联直立,aVR 导联倒置,V1 呈正负双向,符合窦性特点。PR 间期为 0.16s,为窦性下传;R5、R7、R11 形态与窦性下传相同,窦性 P 波埋藏其中(请仔细看 QRS 波起始),为交界性逸搏;R3、R9 形态与窦性下传相同,之前有窦性 P 波,但 PR 间期小于窦性下传的 0.16s,频率与 R5、R7、R11 几乎相等,故 R3、R9 亦为交界性逸搏。

2.每一个窦性 P 波之后提前出现 P′波,形态与窦性 P 波不同,为房性期前收缩,下传的 QRS 波部分伴不同程度的差传,差传的程度与期前收缩前周期及期前收缩提前的程度有关。

3.此题中为何较长的前周期 R6R7 后 R8 未见差传,反而较短的前周期 R2R3 和 R8R9 后 R4 和 R10 却见差传?

这里必须强调一个小概念:心室肌和希–浦系统,前周期越长,其不应期越长;反之亦然。如前周期 R4R5 越长,R5 不应期越长。之后短周期 R5R6 后 R6 就容易落入 R5 的不应期中产生差传。但须注意前周期的长度并非是其绝对值,而是指长短 RR 间期比值后的相对值。

以长短 RR 间期 7-1 和 8-2 以例,前者的绝对值长度(7)短于后者(8),但前者的相对值长度[7(7:1)]长于后者[4(8:2=4:1)]。显然,前者比后者更易差传。因此,根据 QRS 波形态变化和各长短 RR 间期的比值(见 T 图),符合室内差传规律。在此还联想到心房颤动心律下,同样利用长短 RR 间期比值来鉴别室性期前收缩和室内差传:比值较大的 RR 间期后未见波形畸形,而比值较小的 RR 间期后可见宽大畸形,基本确定其是室性期前收缩,反之则为偏向差传。

4.本图无窦性停搏,R5、R7、R11 中埋藏窦性 P 波(V1 导联较清晰),此处为交界性逸搏与窦性 P 波在交界区形成绝对干扰。

5.需要注意的是,图中并无心室夺获。心室夺获其实是指在交界性、室性异位搏动控制心室时,窦房结重新夺回对心室激动的控制权,是心室被窦房结夺获。此处虽为交界性逸搏,但其后为房性期前收缩夺获心室而并非窦性。

梯形图如下所示:

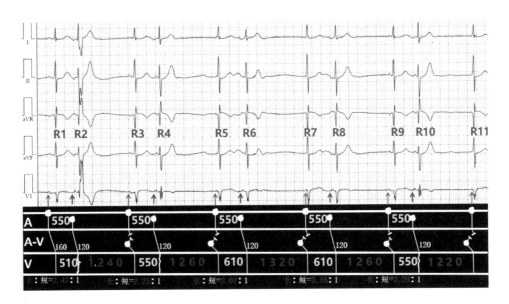

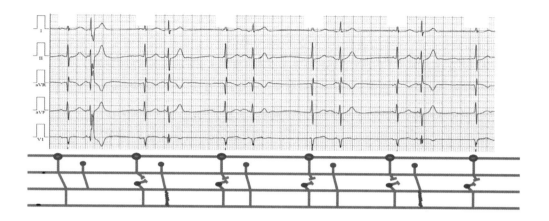

解析 2(沈灯)：

此图给出了部分肢体导联与 V1 导联,QRS 波群成对一组组出现：

1. R1 为窄 QRS 波,其前的 P 波在 Ⅱ、aVF 导联直立,aVR 导联倒置,V1 呈正负双向,符合窦性特点。PR 间期 0.16s,为窦性下传;R5、R7、R11 形态与窦性下传相同,窦性 P 波埋藏其中(请仔细看 QRS 波起始),为交界性逸搏;R3、R9 形态与窦性下传相同,之前有窦性 P 波,但 PR 间期小于窦性下传的 0.16s,频率与 R5、R7、R11 几乎相等,故 R3、R9 亦为交界性逸搏。

2.每一个窦性 P 波之后提前出现 P′波,形态与窦性 P 波不同,为房性期前收缩,下传的 QRS 波部分伴不同程度的差传,差传的程度与期前收缩前周期及期前收缩提前的程度有关。

3.此题中为何较长的前周期 R6R7 后 R8 未见差传,反而较短的前周期 R4R5 和 R8R9 后 R4 和 R10 却见差传？

这里必须强调一个小概念:心室肌和希-浦系统,前周期越长,其不应期越长;反之亦然。如前周期 R4R5 越长,R5 不应期越长。之后短周期 R5R6 后 R6 就容易落入 R5 的不应期中产生差传。但须注意前周期的长度并非是其绝对值,而是指长短 RR 间期比值后的相对值。

如长短 RR 间期 7-1 和 8-2,前者的绝对值长度(7)短于后者(8),但前者的相对值长度(7:1=7)长于后者(8:2=4)。显然,前者比后者更易差传。所以,此例中根据 QRS 波形态变化和各长短 RR 间期的比值(见 T 图),符合室内差传规律。在此还联想到心房颤动心律下,同样利用长短 RR 间期比值来判断是室性期前收缩还是室内差传:比值大的 RR 间期后未见波形畸形,而比值较小的 RR 间期后可见宽大畸形,基本确定其是室性期前收缩,反之则是偏向差传。

4.本图无窦性停搏,R5、R7、R11 中埋藏窦 P(V1 导联较清晰),此处为交界性逸搏与窦性 P 波在交界区形成绝对干扰。

5.需要注意的是,图中并无心室夺获。心室夺获其实是指在交界性、室性异位搏动控制心室时,窦房结重新夺回对心室激动的控制权,是心室被窦房结夺获。此处虽为交界性逸搏,但后面为房性期前收缩夺获心室而并非窦性。

梯形图如下所示：

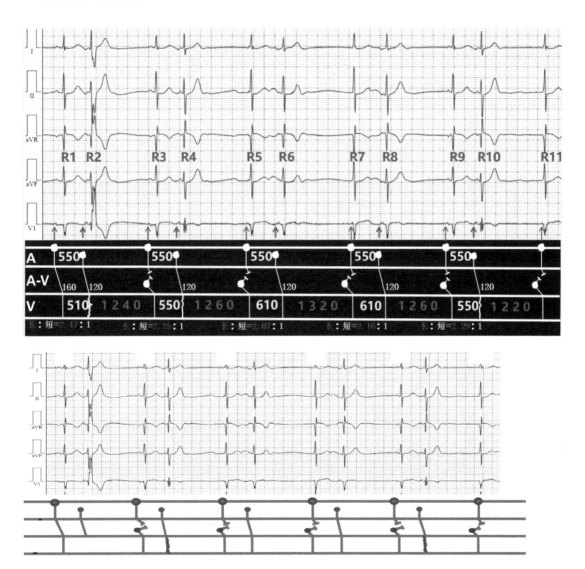

（命题：耿旭红　审校：严干新　王永权　翻译：汪凡　解析：耿旭红　沈灯）

题 68

患者,女,41 岁,正接受淋巴瘤化学药物治疗。ECG 片段如下,以下哪些选项是正确的?

A. 窦性心律不齐   B. 插入性室性期前收缩

C. 二度Ⅱ型窦房传导阻滞   D. 交界性逸搏

E. 心室夺获伴差传   F. 窦性停搏

G. 隐匿传导

A 41-year-old female patient was currently undergoing chemotherapy for lymphoma. Based on the segment of the ECG below, which of the following options are correct?

A. Sinus arrhythmia   B. Interpolated ventricular premature contractions

C. Second-degree type Ⅱ sinoatrial block   D. Junctional escape beats

E. Ventricular captures with aberrancy   F. Sinus arrest

G. Concealed conduction

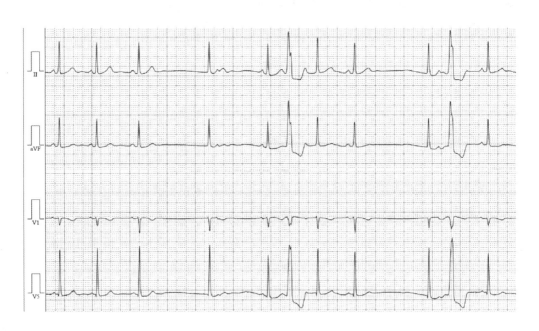

【正确选项:ABCDG】

解析：

本题中 P 波在 Ⅱ、aVF 导联直立，V1 导联呈正负双向，符合窦性心律特点。

1.图中基本窦性 PP 间期略不等，频率为 0.82~0.96s，为窦性心律不齐(选项 A)。

2.窦房传导阻滞是窦房结正常发出激动，由于激动传出障碍未能引起心房除极，在 ECG 上 P 波缺失形成长 PP 间期，当长 PP 间期为基本窦性 PP 间期的 2 倍时，为二度 Ⅱ 型窦房传导阻滞。因本例窦性心律略有不齐(频率为 0.9s 左右)，故长 PP 间期略有差异，但在 1.80s 左右，几乎为基本窦性心律频率的 2 倍并反复出现，符合二度 Ⅱ 型窦房传导阻滞(选项 C)。下图为另一时间段的动态片段。

3. R4、R9 以 41 次/分的频率发放，其前无 P 波，形态与窦性下传的 QRS 相同，为交界性逸搏(选项 D)，其后的窦性 P 波恰好落在交界区的有效不应期，发生房室交界区的绝对干扰现象。

4. R5 之后提前出现的 QRS 波宽大畸形，与窦性下传不同，其前无相关 P 波，为插入性室性期前收缩(选项 B)；由于室性期前收缩逆传隐匿激动了交界区而产生了不应期，当其后的窦性 P 波到来时，恰遇相对不应期，而缓慢下传心室出现干扰性 PR 间期延长(选项 G)，使得前面的室性期前收缩无代偿间期而形成插入性室性期前收缩。

5. R9 后的宽 QRS 波(R10)形态与前面的室性期前收缩形态相同，其前虽有窦性 P 波，但此窦性 P 波位于交界区的有效不应期(RP 间期为 200ms)，无下传条件，与后面的宽 QRS 波无传导关系，属于巧合而非心室夺获伴差传，故排除选项 E。

6.图中的长 PP 间期为何不诊断为窦性停搏？

窦性停搏为窦房结的兴奋性降低而不发出激动，多伴有窦性心动过缓及显著的窦性不齐，窦性停搏的长 PP 间期与基本窦性 PP 间期不成倍数关系且常>2.0s，此图中长 PP 间期几乎为基本频率的 2 倍，所以不考虑窦性停搏。

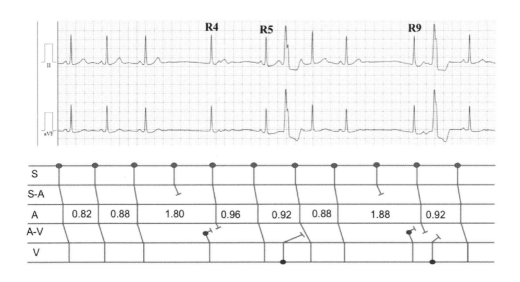

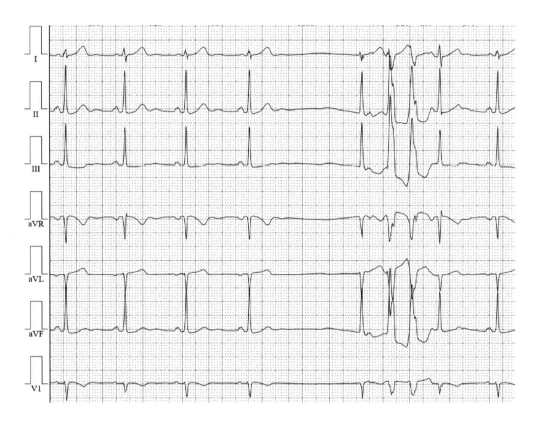

（命题：耿旭红　审校：严干新　翻译：汪凡　解析：耿旭红）

题 69

患者,女,56 岁,因心悸不适行动态 ECG。动态 ECG 片段如下,以下哪些是合理诊断?

A. 窦性心律

B. 短阵房性心动过速

C. 多源室性期前收缩

D. 室性融合波

E. 室性并行心律

F. 房性期前收缩成对伴差传

A 56-year-old female patient with palpitations underwent a dynamic ECG monitoring. Based on this ECG segment, which of the following diagnoses are resonable?

A. Sinus rhythm

B. Paroxysmal atrial tachycardia

C. Multifocal ventricular premature contractions

D. Ventricular fusion beats

E. Ventricular parasystole

F. Coupled atrial premature contractions with aberrant conduction

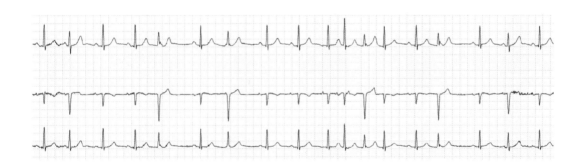

【正确选项:ABDE】

解析:

本图为Ⅱ、V1、V5 导联同步记录,V1 导联电压放大 2 倍。

1. Ⅱ、V5 导联 P 波直立,V1 导联 P 波正负双向(黑色箭头所示),下传的 PR 间期恒定为0.20s,基础心律为窦性心律,频率 71 次/分(选项 **A**)。

2. V1 导联可见 R5、R7、R12、R15(星号所示)前无相关 P 波,形态与窦性下传不同,为高位室性异位搏动;R2、R17 形态介于窦性下传与室性异位搏动的形态之间,PR 间期为 0.16s,符合室性融合波形成条件,故选项 **D** 正确而排除选项 **C**。

3.当室性异位搏动以室性期前收缩的形式出现,联律间期不等,可见室性融合波,经计算所得的 RR 间期的最大公约数变异范围在±5%以下，直接测量的变异范围<0.08s 时，诊断为室性并行心律。本题中室性异位搏动的 RR 间期分别为 2.32s、1.82s、3.52s、1.92s、1.84s，经计算最大公约数为 0.61s(即传出周期 98 次/分)，变异率为±4.9%，直接测量的变异范围为 0.07s，符合室性并行心律(选项 **E**)。

　　室性并行心律的重要特点是周围存在保护区，即出入阻滞，其自律性常不受主导节律干扰，同时并行节律常伴有生理性或病理性的传出阻滞，导致长的异位搏动 RR 间期与短异位搏动 RR 间期呈倍数关系或有最大公约数，传出周期频率常为 70~140 次/分，本题为 98 次/分。

　　4.对照Ⅱ、V1 导联，R10 之前的 P'波提前出现，形态与窦性 P 波不同，在图中能看到明确的连续 4 个房性 P'波(灰色箭头所示)，故诊断为 AT(选项 **B**)，第 2 个房性 P'波下传的 QRS 波伴有轻度的室内差异性传导，尽管选项中没有涉及，但不影响做出 AT 的诊断。

　　5.第 1 个房性期前收缩提前程度较小，第 4 个房性 P'波重叠在室性并行灶的 T 波中，这两个房性期前收缩常被忽视而易误诊为房性期前收缩成对(故排除选项 **F**)。

　　本题的难度不大，主要目的提示大家在对 ECG 进行判读时要仔细观察，找出规律；同时复习并行心律的概念。

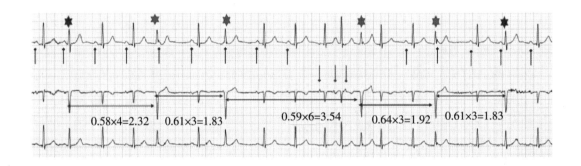

(命题、解析:耿旭红　翻译:汪凡　审校:严干新)

题 70

患者,女,85 岁,因胸部不适近期加重而就诊。Ⅱ、V1、V5 导联动态 ECG 片段(Ⅱ、V1 导联为 2 倍电压)如图 A 所示,同步 12 导联 ECG 如图 B 所示。

(1)请做出完整的诊断。

(2)请指出图中存在的心电现象。

An 85-year-old female patient presented with recent exacerbation of chest discomfort. The ECG are provided below, with Figure A depicting leads Ⅱ, V1, and V5 in dynamic segments (with 2 times voltage for Ⅱ and V1 leads), and Figure B representing the simultaneous 12-lead ECG.

(1) Please provide a comprehensive diagnosis based on the ECG.

(2) Please identify the specific electrocardiographic phenomena in this image.

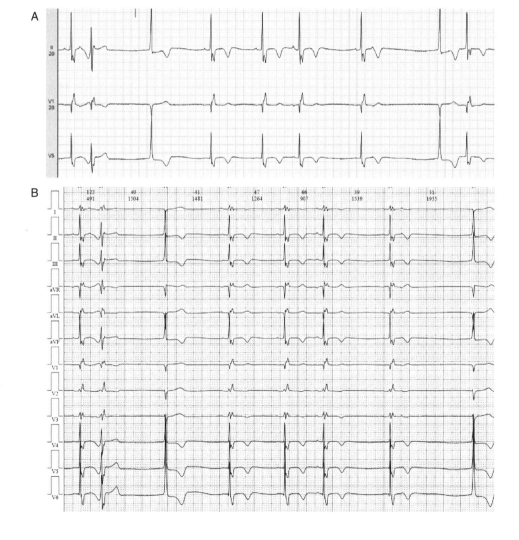

解析 1(耿旭红)：

心电图诊断：①窦性心动过缓，48 次/分；②频发多源性房性期前收缩，部分伴未下传、PR 间期干扰性延长和(或)室内差传；③完全性 RBBB(实际为右束支一度传导阻滞)；④室性逸搏(起源于右束支，其形态呈室上性，机制见 T 图)，见隐匿传导激动后的节律重整；⑤原发性 ST-T 波改变；⑥QT 间期延长。

此心电图中，心电现象可能不止 1 个，但因为心电图太短，唯一能确定的心电现象是未下传的房性期前收缩隐匿传导激动了右束支上的室逸源，使其节律重排致室逸频率前后明显不一。

参照 B 图，将增幅后更为清晰的 A 图作为主图，测量分析后标注，并绘制了梯形图解。

1. P II、V5 等直立、PaVR 倒置，但 P 波形态不一且 PP 间期长短多变。结合两者变化特点，首先确定窦性 P3-窦性 P4-房性 P2-窦性 P5，以及窦性 P1-房性 P1 和窦性 P5-房性 P3，然后以窦性 P3P4 间期为基础，测估 R1/R2 中分别有窦性 P2/窦性 P6 的重叠，代偿间歇 P1P2=P5P6 间期<2 倍 P3P4 间期，符合房性期前收缩的一般规律，最后根据 P1R2=P6R7(此也可互证窦 P2/窦 P6 的存在)/房 P1/TR2 和 TR1 的形态比对，判定房性 P4。显而易见，唯一的显性窦性 PP 间期为 1270ms(48 次/分)；P3 后未见相关 QRS 波；房性期前收缩间的形态不一且联律间距明显不等。

2. 窦性 PR 及 P2R5 期期固定 160ms。P1R2 间期 270ms，P4R7 间期较 PR 间期肯定延长，因为 P1 和 P4 分别落在 ST 段上或位于 T 波内，所以考虑此为干扰性延长。由于 RR 间期变化极大，其 QT 间期也变化很大，420ms(R2)-560ms(R2)，但均比对应心率下的正常值上限延长很多。在"室上性"时显示 ST-T 改变，在完全性 RBBB 时 T 波改变亦不符合继发性特点(即 ST-T 向量方向和 QRS 波终末阻滞向量反向)，因此，其 ST-T 改变肯定包含原发性改变。

3. QRS 波大部分呈完全性 RBBB(注意其不是频率依赖型：R4R5<R2R1<R5R6 而 R5 RBBB-R1"室上性"-R6 完全性 RBBB)。可见 R2 在完全性 RBBB 型基础上较其他畸形，考虑到其前有 P1 及极短的 RR 间期(其落于 T 波上)，不需要考虑其前周期，就能常规判断此现象为"室内差传"，判断"室性期前收缩"的证据不足。可见在房性期前收缩或房性期前收缩未下传的长 RR 间期后出现 R1 和 R2 加上出现房室分离，确定为逸搏，其 QRS 波呈"室上性"。基于窦性心律下的完全性 RBBB 状态且其非快频率依赖型，排除交界性甚至高位室性(起源于束支分叉近端)逸搏可能，因为如此也是完全性 RBBB 型，其为起源于右束支近中端的室性逸搏，呈"室上性"的机制如下：起源激动沿右束支缓慢下传(此也说明，完全性 RBBB 实际是右束支呈传导延缓而不是传导中断状态)，同时向左穿过室间隔再沿左束支正常下传，即该起源激动在左右束支"非同步不等速"传导，最后"同时"激动左右心室所致(互差<25ms)。因为是室性逸搏，反过来看另一种可能，即 R1/R2 中重叠逆 P2/逆 P6 不存在。

4. 本图可见隐匿传导致节律重整的心电现象：R2R1 为 1500ms，显著<R6R2(1920ms)，2 个同源的逸搏间期相差太大，考虑到 P3 为房性期前收缩未下传，此为 P3 隐匿传导激动了逸搏源，使

其节律重整所致。在房性期前收缩联律间距基本相等的情况下,R1R1=R1R2+R2R1≈R6R2,符合这一判断。

图中还提示有其他心电现象,如裂隙现象:房性 P1 和 P3 均落于 ST 段上且 P1 较 P3 更提前,但结果是 P3 传导受阻而 P1 反而能够下传,更晚的 P2 也下传,符合该现象特征。讨论该现象时,要注意各期前收缩的前 PP(RR)间期是否一致,这可能产生不同结果,在此不做具体分析。

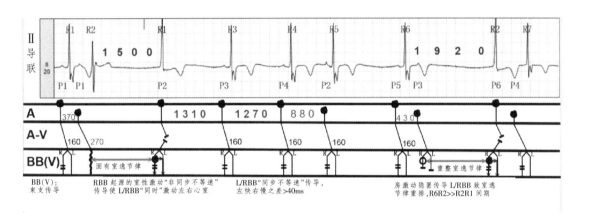

解析 2(沈灯):

心电图诊断:①窦性心动过缓,48 次/分;②频发多源性房性期前收缩,部分伴未下传、PR 间期干扰性延长和(或)室内差传;③完全性 RBBB(实际为右束支一度传导阻滞);④室性逸搏(起源于右束支。其形态呈室上性,机制见 T 图),见隐匿传导激动后的节律重整;⑤原发性 ST-T 波改变;⑥QT 间期延长。此心电图中,心电现象可能不止 1 个,但因为条图太短,唯一能确定的心电现象是未下传的房性期前收缩隐匿传导激动了右束支上的室逸源, 使其节律重排致室逸频率前后明显不一。

参照 B 图,将增幅后更为清晰的 A 图作为主图,测量分析后标注,并绘制了梯形图解。

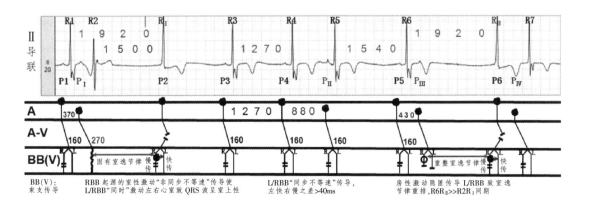

1. P II 、V5 导联等直立、PaVR 倒置，但 P 波形态不一且 PP 间期长短多变。结合两者变化特点，首先确定窦性 P3-窦性 P4-房性 P$_{II}$-窦性 P5，以及窦性 P1-房性 P$_I$ 和窦性 P5-房性 P$_{III}$，然后以窦性 P3P4 间期为基础，测估 R$_I$/R$_{II}$ 中分别有窦性 P2/P6 的重叠，代偿间歇 P1P2=P5P6 间期<2 倍 P3P4 间期，符合房性期前收缩的一般规律，最后根据 P1R2=P6R7(此也可互证窦性 P2/P6 的存在)/房性 P$_I$/TR$_{II}$ 和 TR$_I$ 的形态比对，判定房性 P$_{IV}$。显而易见，唯一的显性窦性 PP 间期为 1270ms(48 次/分)；房性 P$_{III}$ 后未见相关 QRS 波；房性期前收缩间的形态不一且联律间距明显不等。

2.窦性 PR 及 P$_{II}$R5 间期固定 160ms。P1R2 间期 270ms，P4R7 间期较 PR 间期肯定延长，因为 P$_I$ 和 P$_{IV}$ 分别落在 ST 段上或位于 T 波内，所以考虑此为干扰性延长。由于 RR 间期变化极大，其 QT 间期也变化很大，420ms(R2)-560ms(R$_{II}$)，但均比对应心率下的正常值上限延长很多。在"室上性"时显示 ST-T 改变，在完全性 RBBB 时 T 波改变亦不符合继发性特点(即 ST-T 向量方向和 QRS 波终末阻滞向量反向)，因此，其 ST-T 改变肯定包含原发性改变。

3. QRS 波大部分呈完全性 RBBB(注意其不是频率依赖型：R3R4<R2R$_I$<R5R6 而 R5 完全性 RBBB-R$_I$"室上性"-R6 完全性 RBBB)。

可见 R2 在完全性 RBBB 型基础上较其他有所畸形，考虑到其前有 P$_I$ 及极短的 RR 间期(其落于 T 波上)，不需要考虑其前周期，就能常规判断此现象为"室内差传"，判断"室性期前收缩"的证据不足。

可见在房性期前收缩或房性期前收缩未下传的长 RR 间期后出现 R$_I$ 和 R$_{II}$，加上出现房室分离，确定为逸搏。其 QRS 波呈"室上性"。由于窦性心律下的完全性 RBBB 状态且其非快频率依赖型，因此，排除交界性甚至高位室性(起源于束支分叉近端)逸搏可能，因为如此也是完全性 RBBB 型，其为起源于右束支近中端的室性逸搏，呈"室上性"的机制如下：起源激动沿右束支缓慢下传(这也说明，完全性 RBBB 实际是右束支呈传导延缓而不是传导中断状态)，同时向左穿过室间隔再沿左束支正常下传，即该起源激动在左、右束支"非同步不等速"传导，最后"同时"激动左右心室所致(互差<25ms)。因为是室性逸搏，反过来看另一种可能，即 R$_I$/R$_{II}$ 中重叠逆 P 的情况不存在。

4.本图可见隐匿传导致节律重整的心电现象：R2R$_I$ 为 1500ms，显著<R6R$_{II}$(1920ms)，2 个同源的逸搏间期相差太大，考虑到 P$_{III}$ 为房性期前收缩未下传，此为 P$_{III}$ 隐匿传导激动了逸搏源，使其节律重整所致。在房性期前收缩联律间距基本相等的情况下，R1R$_I$=R1R2+R2R$_I$≈R6R$_{II}$，符合这一判断。

其实，图中还提示有其他心电现象，如裂隙现象：房性 P$_I$ 和 P$_{III}$ 均落于 ST 段上且 R1P$_I$<R6P$_{III}$，但结果是 P$_{III}$ 传导受阻，P$_I$ 反而能够下传，更晚的 P$_{II}$ 也下传，符合该现象特征。讨论该现象时，要注意各期前收缩的前 PP(RR)间期是否一致，这可能产生不同结果，在此不做具体分析。

(命题：耿旭红　审校：严干新　翻译：汪凡　解析：耿旭红　沈灯)

题 71

患者,男,40 岁,心悸待查。常规 ECG 正常,行食管电生理检查。如下所示,S1S2 为程控期前刺激片段(700/360ms),以下哪些选项是该患者的诊断?

A. 窦性心律　　　　　　　　　　B. 间歇性心室预激

C. 左前侧壁房室旁路　　　　　　D. 双旁路

E. 顺向型房室折返性心动过速　　F. 房性心动过速

A 40-year-old male patient presented with palpitations. Routine ECG was normal, and the esophageal electrophysiological examination was performed. The figure below shows a S1S2 programmed premature stimulation sequence (700/360ms). Which of the following diagnoses are possible for this patient?

A. Sinus rhythm

B. Intermittent ventricular preexcitation

C. Left-anterolateral accessory pathway

D. Dual pathways

E. Antegrade atrioventricular reentrant tachycardia

F. Atrial tachycardia

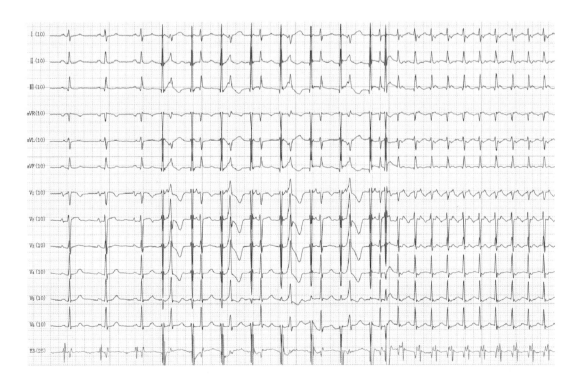

【正确选项:ABCE】

解析：

本例患者的基础心律为窦性心律,PP 间期规则,频率为 70 次/分,QRS 波群正常,予以 S_1S_1 基础刺激周期为 700ms 的程控期前刺激(连续 8 次),呈现 QRS 波群宽窄交替,同时伴 SR 间期长短交替,宽 QRS 波群起始粗钝,呈预激波(δ 波),δ 波及 QRS 波群主波方向在 V1~V6 导联均向上, Ⅰ、aVL 导联向下,Ⅱ、Ⅲ、aVF 导联向上,符合左前侧壁房室旁路特征,同时呈间歇性心室预激。间歇性心室预激往往提示旁路不应期较长,或旁路伴有频率依赖性阻滞(3 相或 4 相)或间歇性阻滞,或旁路伴隐匿性传导及蝉联现象,以及旁路裂隙现象等情况。当本例患者为基础窦性心律(70次/分)时无旁路前传,起搏频率(85ppm)稍快时旁路呈 2:1 前传,考虑旁路可能存在 4 相阻滞,频率增快后传导改善(S_1S_1 为 100~120ppm 时,旁路呈 1:1 前传)。偶联间期为 360ms 的 S_2 期前刺激,遇旁路有效不应期,激动沿房室结–希–浦系统下传,QRS 波群正常,随即诱发窄 QRS 波群心动过速。频率为 152 次/分,RP⁻间期固定,$RP^-_E=100ms>70ms$(符合旁路逆传),RP^-_E、$RP^-_{V5}<RP^-_{V1}$(心房呈左侧偏心性激动),P⁻波在 V1 导联直立,Ⅱ、Ⅲ、aVF 导联直立,Ⅰ、aVL 导联倒置,符合左前侧壁旁路参与的顺向型房室折返型心动过速,伴"正相"逆行 P 波。当旁路的心房插入端位于左前或右前壁时,激动经心室逆传,心房的激动顺序自上而下,投影在下壁导联的正侧,呈现直立的 P⁻波。发生 AT 时,由于心室不是折返环的组成部分,房室传导中断不影响心动过速维持,RP' 及 PR' 均可发生变化,且通常 RP'>RP'。

(命题、解析:蒋勇　翻译:汪凡　审校:严干新)

题 72

患者,男,55 岁,阵发性心悸 10 余年,再发 2h 入院。予以 RS₂ 刺激,心动过速终止。以下哪些选项是正确的?

A. 心动过速终止在快径路前传　　　　B. 心动过速终止在快径路逆传

C. 心动过速终止在慢径路前传　　　　D. 心动过速终止在慢径路逆传

A 55-year-old male patient with paroxysmal palpitations for over 10 years presented to the hospital with a recurrence lasting 2 hours. RS₂ stimulation was administered to terminate the supraventricular tachycardia. Which of the following options are correct?

A. Termination of supraventricular tachycardia occurred in the fast pathway antegrade

B. Termination of supraventricular tachycardia occurred in the fast pathway retrograde

C. Termination of supraventricular tachycardia occurred in the slow pathway antegrade

D. Termination of supraventricular tachycardia occurred in the slow pathway retrograde

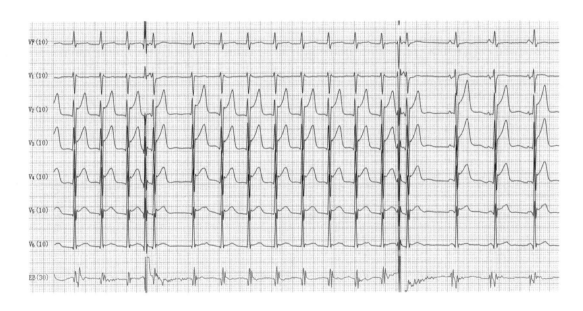

【正确选项:BC】

解析 1(蒋勇):

本例窄 QRS 波群心动过速,RR 间期规则, 频率为 115 次/分,V1 导联 QRS 波群终末可见假性"r"波,食管导联(EB)可见 P⁻波与 QRS 波群融合,RP⁻固定,且 RP⁻间期<70ms,符合 SF-AVNRT。

予以 RS$_2$ 刺激,偶联间期为 340ms 时,夺获心房后 V1 导联 QRS 波群终末假性"r"波消失(灰色箭头所示)终止了心动过速,而激动又沿慢径路缓慢下传,SR 间期延长达860ms(不排除激动沿更慢的一条径路下传),使心动过速再次发作,发生了心动过速重整现象。RS$_2$ 偶联间期为 330ms 时,刺激夺获心房后 V1 导联 QRS 波群终末假性"r"波消失(黑色箭头所示),心动过速终止。刺激夺获心房后快径路逆传心房阻滞,同时激动沿慢径路前传受阻,导致心动过速终止。故本题选择选项 **B** 和 **C**。当折返性心动过速发生时,存在宽窄不同的可激动间隙。联律间期不同的 S$_2$ 刺激对心动过速有 3 种作用:S$_2$ 刺激未能进入折返环路可激动间隙时, 心动过速无反应;S$_2$ 刺激进入可激动间隙导致心动过速终止,同时 S$_2$ 刺激又引发心动过速重新开始,使心动过速发生重整(如本例 RS$_2$ 为 340ms 刺激);S$_2$ 刺激进入,并使可激动间隙的心肌组织除极而进入有效不应期,使随后的折返波波峰遇到有效不应期,导致折返中断,同时激动前传,又遇到了下游组织的不应期,使传导受阻,心动过速终止(如本例 RS$_2$ 为 330ms 刺激)。

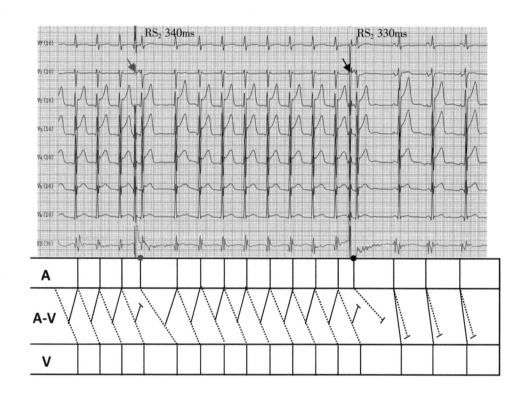

解析2(沈灯):

心电图解析:结合梯形图解,顺序分析如下。

1.条图前面 RR 间期规则(520ms),RS$_2$ 340ms 夺获心房后,先出现规则的 R$_4$,再连续出现 R$_4$R$_5$ 760ms 和 R$_5$R$_6$ 560ms,然后恢复 RR 间期规则(520ms)持续状态。RS$_2$ 330ms 夺获心房后,出现略提前 20ms 的 R$_{13}$,最后 3 次心搏恢复窦性心律 80 次/分,其 PR 间期为 120ms,QRS 波形态为室上性;除 R_4 和 R_{13} 外,对照窦性心律时,其他室上性 QRS 波群终末可见假性 r 波,结合食管导联证实为后半个逆行 P 波,P_5 为房性融合波。RR 间期规则,为 115 次/分,且 RP^- 固定 <70ms,属于短 RP^- 窄 QRS 心动过速,考虑以下情况:①自律性交界性心动过速;②SF-AVNRT;③AT 伴 PR 间期延长;④等频性双重性心动过速。进行 2 次 RS_2 刺激后,先出现规则的 R_4,心动过速终止/双重心动过速同时终止,排除①和④;$P_3R_4 \neq P_{12}R_{13}$,排除③。其变化只符合 SF-AVNRT 的心电特征。

2.解析 2 次 RS, 刺激后终止心动过速后不同的心电图变化机制:SF-AVNRT,激动在由房室结双径路闭合组成的折返环内循环,即沿慢径缓慢前向传导,至下部共径折返沿快径快速逆向传导,至上部共径再折返慢径传导,周而复始。同时,当慢径激动至下部共径后,下传希-浦系统产生 QRS 波;当快径激动至上部共径,上传心房产生逆行 P 波。根据折返周期为 520ms、窦性 PR 间期为 120ms,以及 P^- 和 R 的位置关系,折返环在梯形图上一目了然。2 次 RS_2 刺激后都中断了心动过速,说明刺激激动都侵入了折返环并与环内的循环激动发生干扰,RS_2 为 340ms 时,刺激激动先夺获心房,几十毫秒后经上部共径,同时沿快、慢径前传。与此同时,心动过速的循环激动正在慢径的靠近心室端缓慢前传(如梯形图中标记所示)。R_4 规则出现,说明慢径的循环激动经下部共径下传心室的同时,折返快径逆传。因此,该激动必然和上述快径的前传刺激激动发生干扰,导致心动过速终止。故此次维持心动过速的循环激动受阻于快径逆传。而上述沿慢径前传的刺激激动干扰下部共径的有效不应期(因 P_4R_5 860ms 过长,其与折返环慢径的增量达 400ms,故不考虑此为该刺激激动在慢径显著传导延缓所致)。由于其后立即恢复心动过速,考虑 P_4R_5 间期为另一条更慢径(多径路)传导的可能性大。P_5R_6 为 560ms(>520ms)也证明其是更慢径:下部共径开口不同,其向快径"反复搏动"的距离较慢径长。然后,上部共径又折返慢径,从而再次发生心动过速。当 RS_2 为 330ms 时,与 RS_2 为 340ms 时差异不大,但也意味着刺激激动提前 10ms 沿快径快速前传,以及循环激动少 10ms 沿慢径缓慢前传。R_{13} 提前 20ms 出现,说明此次是快径的刺激激动经下部共径下传心室的同时,折返慢径逆传。因此,该激动可以与慢径前传循环激动及更慢径前传刺激激动发生干扰,导致心动过速终止后转为窦性。

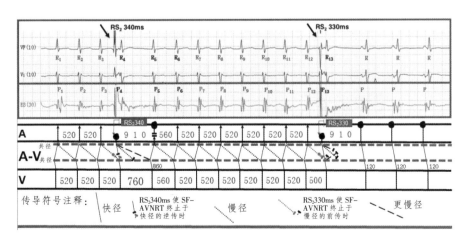

(命题、解析:蒋勇　沈灯　翻译:汪凡　审校:严干新)

题 73

患者,男,62 岁。因晕厥就诊。体表 ECG 示窦性心动过缓,频率为 56~58 次/分(图 A),行食管电生理检查,测定窦房结功能。予以 S_1S_1 160ppm 刺激,终止后出现长间歇及心动过缓,而后为短阵快速性心律失常(图 B 和图 C 为连续记录)。下列哪些选项是正确的?

A. 窦房结恢复时间延长　　　　　B. 提示双结病变可能

C. 房性心动过速　　　　　　　　D. 心房扑动

E. 多源性室性期前收缩　　　　　F. Ashman 现象

G. 符合病态窦房结综合征

A 62-year-old male patient presented with syncope to the hospital. Surface ECG showed sinus bradycardia with a rate of 56-58bpm (Figure A). Esophageal electrophysiological examination was performed to assess sinus node function. Following stimulation with S_1S_1 at 160ppm, prolonged pauses and bradycardia were observed after termination, followed by brief episodes of rapid arrhythmias (Figure B and Figure C represent continuous recordings). Which of the following statements are correct?

A. Prolonged sinus node recovery time

B. Suggesting the possibility of dual nodal pathology

C. Atrial tachycardia

D. Atrial flutter

E. Multifocal ventricular premature contractions

F. Ashman phenomenon

G. Sick sinus syndrome

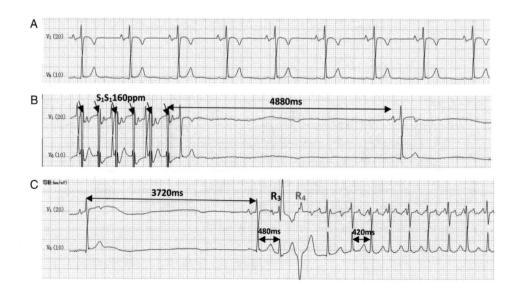

【正确选项：ABDFG】

解析：

　　本题患者为老年患者,因晕厥入院,行常规 ECG 检查仅显示窦性心动过缓,PP 间期为 1030~1070ms(平均 1050ms),频率为 56~58 次/分,为进一步明确诊断,遂行食管调搏测定窦房结功能。予以 S_1S_1 160ppm 刺激,终止时窦房结恢复时间显著延长,达 4880ms,而后为 3 次显著窦性心动过缓,频率为 16~25 次/分,期间无交界性逸搏出现,提示房室结自律性显著降低。C 行 R3 提前出现,呈典型右束支阻滞图形,偶联间期为 480ms,其前有 P'波,为房性期前收缩伴室内差异性传导。随即诱发窄 QRS 波群心动过速,可见快速匀齐的“F”波,心房率为 280 次/分,多呈 2:1 房室传导,RR 间期为 420ms,符合心房扑动。C 行 R_4 亦提前出现,V1 导联呈“R”型,V6 导联呈“QS”型,提示室性期前收缩。由此可见,当 R_3 的偶联间期为 480ms 时呈 RBBB,而其后 RR 间期 420ms 的下传激动 QRS 波群正常,考虑与前心动周期长度有关(R_3 前周期长达 3720ms),符合 Ashman 现象。

　　病态窦房结综合征是由窦房结或其周围组织的功能障碍导致窦房结冲动形成异常,或者窦房结至心房冲动传导障碍所致的多种心律失常和多种症状的综合征。ECG 常表现为严重而持久的窦性心动过缓、窦性停搏、窦房传导阻滞、房性或交界性逸搏心律、慢–快综合征,以及缓慢性窦性心律合并心脏多部位阻滞等。有时常规 ECG 表现不典型,难以明确诊断时,可以行食管电生理检查,测定窦房结恢复时间及窦房传导时间,以明确诊断。本题患者的窦房结恢复时间(SNRT)显著延长,达 4880ms(SNRT 正常值<1500ms),校正的窦房结恢复时间(cSNRT)长达 3830ms(校正的窦房结恢复时间=窦房结恢复时间–刺激前的窦性周期长度,即 4880–1050=3830ms,cSNRT 正常值<600ms),亦显著延长,提示窦房结功能障碍。此外,在刺激终止、出现一过性显著窦性心动过缓后,出现快速性室上性心律失常(心房扑动),符合慢–快综合征的表现。

　　　　　　　　　　(命题、解析:蒋勇　翻译:汪凡　审校:严干新)

题 74

患者,男,32 岁,阵发性心悸 8 年,再发 1 天入院,体表 ECG+食管导联同步记录如下所示,以下哪些 ECG 诊断是正确的?

A. 顺向型房室折返性心动过速　　　　B. 房性心动过速

C. 心房颤动　　　　　　　　　　　　D. 心房扑动

E. 室性期前收缩　　　　　　　　　　F. 室内差异性传导

G. 室性心动过速　　　　　　　　　　H. 间歇性右束支阻滞

I. 室性融合波　　　　　　　　　　　J. 间歇性心室预激

A 32-year-old male patient with paroxysmal palpitations for 8 years presented with a recurrence for a day. The surface ECG and simultaneous esophageal lead recording are provided below. Which of the following ECG diagnoses are correct?

A. Antegrade atrioventricular reentrant tachycardia

B. Atrial tachycardia

C. Atrial fibrillation

D. Atrial flutter

E. Ventricular premature contractions

F. Ventricular aberrant conduction

G. Ventricular tachycardia

H. Intermittent right bundle branch block

I. Ventricular fusion beats

J. Intermittent ventricular pre-excitation

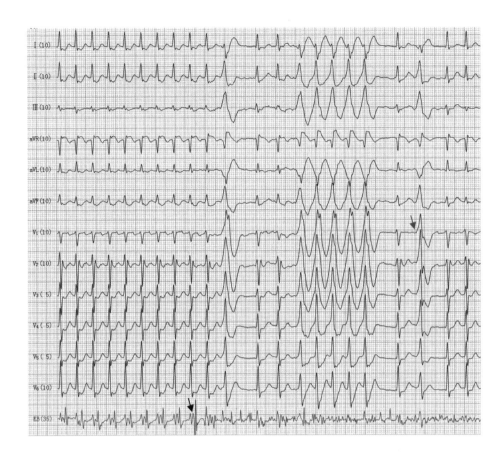

【正确选项:ACIJ】

解析:

　　本题体表 ECG 与食管心电图同步记录显示,前半段呈窄 QRS 波群心动过速,RR 间期规则,P 波在Ⅰ导联倒置,V1 导联直立,RP⁻间期固定, 食管导联 $RP^-_E=100ms$ (>70ms),$RP^-<P-R$,同时 $RP^-_E<RP^-_{V1}$,符合左侧旁路参与的顺向型房室折返性心动过速。食管导联显示 R_{10} 前 P'波提早出现(黑色箭头所示),随即诱发快速宽窄 QRS 波群交替心动过速,RR 间期不规则,P 波消失,代以大小不等的"f"波,符合心房颤动。宽 QRS 波群心动过速时 QRS 波起始顿挫,时限达 180ms,V1 导联呈 R 型,伴左"兔耳"征,aVR 导联呈 qR 型,q 波时限达 60ms(>40ms),Ⅱ导联 R 波达峰时间达 80ms (>50ms),形态基本一致(灰色箭头所示处稍窄),RR 间期基本规则,支持室性心动过速诊断。但考虑患者系青年男性,宽 QRS 波群时限显著延长,达 180ms,结合之前的顺向型房室折返性心动过速由左侧旁路参与,用一元论解释,考虑心房颤动伴间歇性完全性心室预激及不完全性心室预激(室性融合波)。结合患者在窦性心律时呈现心室预激(左侧旁路)(如下图所示),予以 S_1S_1 心房刺激 160ppm 时,前半部分图形显著增宽(黑色箭头所示),形态与宽 QRS 波群心动过速时基本一致,做出明确诊断。刺激后半段 QRS 波群正常,心室预激消失,激动完全沿正路前传,考虑为旁路与正路间发生了隐匿性传导及蝉联现象所致。

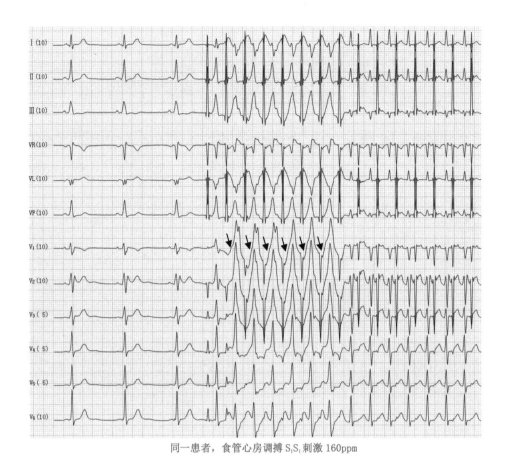

同一患者,食管心房调搏 S_1S_1 刺激 160ppm

1/3~1/2 的预激综合征(WPW 综合征)患者发生心房颤动,WPW 综合征患者的心房颤动发生率上升和成功消融后心房颤动发作显著减少的确切机制尚不十分清楚,90%以上的心房颤动因消融旁路后得到治愈,说明旁路在介导心房颤动发生中可能起重要作用。由于房室旁路和心房肌纤维之间存在各向异性传导,加大了心房的易损性,在有某些诱因,如期前收缩、心动过速、自主神经功能改变时发生心房颤动;另一方面,反复的快速室上性心动过速发作可使心房发生电重构,心房不应期缩短,导致心房颤动更易发生。同时,心动过速可引起肺静脉或其他部位触发活动的发生,进而导致心房颤动的促发。此外,WPW 综合征患者的心室起搏比心房起搏更易诱发心房颤动,提示房内压力升高在心房颤动的诱发中可能起到一定作用。预激合并心房颤动时,ECG 的一般特征如下:P 波消失,代以"f"波,RR 间期不齐;心室率快,多在 180 次/分以上;QRS 波群时限与形态多变,宽大畸形 QRS 波群与正常形态 QRS 波群相互交错,同时可见介于两者之间的波形。本例 WPW 综合征患者发生心房颤动时,呈现出两种基本 QRS 波群形态,呈间歇性心室预激,考虑由旁路与正路间发生隐匿性传导及蝉联现象所致。

(命题、解析:蒋勇   翻译:汪凡   审校:严干新)

题 75

患者,女,52 岁,临床诊断为预激综合征,行食管电生理检查。基础刺激周期为 800ms 的程控期前刺激,偶联间期为 280ms 时诱发单个心房回波(箭头所示)。下列哪些叙述是正确的?

A. 右前壁旁路逆传致单个心房回波　　B. 右后壁旁路逆传致单个心房回波

C. 左侧壁旁路逆传致单个心房回波　　D. 提示双房室旁路

A 52-year-old female patient with Wolff-Parkinson-White syndrome underwent esophageal electrophysiological examination. During programmed stimulation with a basic pacing cycle length of 800ms, a premature stimulus delivered at a coupling interval of 280ms elicited a single atrial echo (indicated by the arrow). Which of the following statements are correct?

A. Retrograde conduction of the right anterior accessory pathway resulting in a single atrial echo

B. Retrograde conduction of the right posterior accessory pathway resulting in a single atrial echo

C. Retrograde conduction of the left lateral accessory pathway resulting in a single atrial echo

D. Suggesting a dual atrioventricular nodal pathway

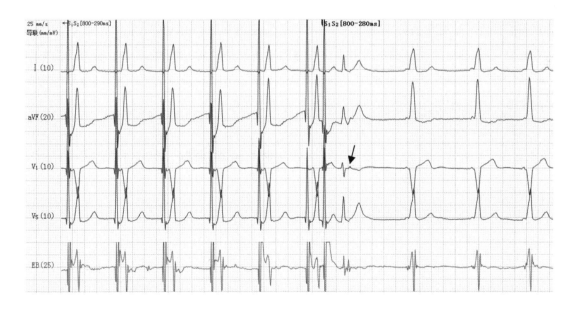

【正确选项:CD】

解析：

窦性心律时 PR 间期缩短为 80ms，QRS 波群时限增宽达 120ms，起始粗顿，V1 导联呈 QS 或 rS 型，Ⅲ、V5 导联呈 R 型，符合 B 型心室预激(右前侧壁旁路)。予以基础刺激周期为 800ms 的程控期前刺激，偶联间期为 280ms 时诱发单个心房回波(箭头所示)，食管 RP⁻=90ms<V1 导联 RP⁻=120ms，同时 P⁻波在 V1 导联直立，Ⅰ、V5 导联倒置，aVF 导联正负双向，心房呈左偏心性激动，提示左侧旁路逆传致心房回波，符合存在双房室旁路。

患者存在两条或两条以上房室旁路时被称为多旁路。多旁路 ECG 诊断思路与线索如下：①窦性心律、心房起搏、心房颤动时前向传导的"δ"波及 QRS 波形态和向量多变；②多途径的逆向心房激动(P 形态及 RP 间期多变)；③顺向型房室折返性心动过速伴有间歇性前传融合(即预激)的 QRS 波；④逆向型房室折返性心动过速时，特别是后间隔旁路充当前传支，心动过速的频率比其顺向型心动过速时要慢；⑤发生顺向型心动过速或单个心房回波时，前传预激和逆向心房激动的部位不匹配(如本题)；⑥V1 导联与Ⅰ、aVL 导联"δ"波及 QRS 波主波同时向下；⑦V1 导联与Ⅰ、aVL 导联"δ"波及 QRS 波主波同时向上(左后间隔旁路)，此时Ⅱ、aVF 导联主波多向下，如向上则提示并存前壁或前间隔旁路；⑧左侧双旁路，V1 及Ⅰ导联均呈正向 R 波(多见左侧壁+左前侧壁旁路)；⑨右侧双旁路，Ⅱ导联 QRS 主波正向，Ⅲ、aVF 导联呈负向(多见右后间隔+右侧游离壁旁路)；⑩V1~V2 呈 qrS 型或 RR'型，提示有多旁路可能；⑪同一患者两种以上 QRS 波群形态的 A-AVRT；⑫同一时间不间断出现 O-AVRT 与 A-AVRT 交替出现；⑬A-AVRT 在同一次发作时心动过速周期长度明显变化；⑭旁路同侧束支阻滞时，对侧心房激动的时间不延长。

有研究表明，存在多条旁路的患者发生心室颤动的概率较高，预激性心动过速的发生率亦较高，对导管或外科消融术来说，解剖学问题更复杂。因此，行 ECG 及电生理检查时，应尽可能发现存在的多条房室旁路，这对于临床治疗及预后都有重要的临床意义。

(命题、解析：蒋勇　翻译：汪凡　审校：严干新)

题 76

患者,女,84 岁,有永久性心房颤动病史,美敦力双腔起搏器植入术后,自述心慌、心律不齐。部分时间段散点图节选如下所示,从图中可以得到哪些信息?

A. 窦性心律　　　　　　　　　　B. 心房颤动

C. 起搏器 VAT 工作方式　　　　　D. 起搏器 VVI 工作方式

E. 起搏器 DDI 工作方式　　　　　F. 频率应答功能开启

G. 低限频率　　　　　　　　　　H. 上限频率

I. 自动模式转换功能开启

An 84-year-old female patient with a history of persistent atrial fibrillation underwent a Medtronic dual-chamber pacemaker implantation. She complained of palpitations and irregular heart rhythm postoperatively. The selected excerpts from the scatter plots during certain intervals are provided below. What informations can be derived from the graph?

A. Sinus rhythm　　　　　　　　B. Atrial fibrillation

C. VAT mode　　　　　　　　　　D. VVI mode

E. DDI mode　　　　　　　　　　F. Rate response function activated

G. Lower rate limit　　　　　　　H. Upper rate limit

I. Automatic mode switch function activated

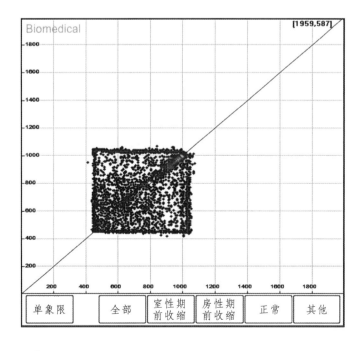

【正确选项:BCEFGHI】

解析：

本题是一例心房颤动合并起搏器运作的散点图,图中蕴含着大量的诊断信息。

1.具有明显致密边界的矩形图形(如虚线框所示)提示起搏器部分时段以上限频率,以及低限频率起搏,因为这两个参数通常相对固定,故根据散点图的作图原理,可形成边界清晰的矩形图形,且矩形上下两边的纵坐标分别对应起搏器的低限频率间期及上限频率间期。

2.矩形范围内,可见散在分布的灰色点,这些点的横纵坐标多变,提示 RR 间期多变,故主导节律为心房颤动。但散点图并不能鉴别 QRS 的性质,故散在的灰色点有可能是自身下传形成的 QRS 波群,也可能是起搏器跟踪心房,以 VAT 工作方式形成的 QRS 波群。

3.矩形的 45°对角线可见相对致密的点集。45°线又称为等速线,在该线上的心搏节律 RR 间期相等。该患者既往存在永久性心房颤动,故排除窦性心律可能。起搏器在以 VVI/DDI 工作方式连续起搏心室时,RR 间期可相等,其形成的吸引子通常集中在 1 个致密点附近。但图中可见 45°线上均有点集分布,提示起搏器在以 VVI/DDI 工作方式连续起搏心室时,起搏频率存在变化,即启动频率应答功能(R)。

4.本题中起搏器至少以两种工作方式工作:因为散点图显示明显上限频率限制,提示起搏器一定存在心房跟踪的 VAT 工作方式,且 45°线的点集提示有连续心室起搏的工作方式。美敦力双腔起搏器面对心房颤动时,可进行自动模式转换,将 VAT 工作方式转变为 DDI(非心房跟踪模式)工作方式,以避免过快的心室率引起患者不适。调整心房感知敏感性有助于发生心房颤动时起搏器更好地进行模式转换。

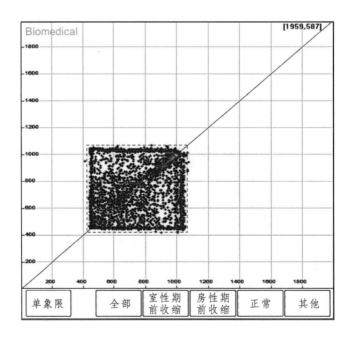

(命题、解析:李艺　翻译:汪凡　审校:严干新)

题 77

患者,男,68 岁,自述心悸。部分时间段散点图节选如下所示,以下哪些诊断是最有可能的?

A. 窦性心律   B. 室性并行心律

C. 房性并行心律   D. 二度窦房传导阻滞

E. 二度房室传导阻滞   F. 房性期前收缩未下传

G. 房性期前收缩二联律   H. 房性期前收缩二联律未下传

I. 室性期前收缩二联律

A 68-year-old male patient complained of palpitations. The selected excerpts from the scatter plots during certain time intervals are shown below. What are the most likely diagnoses?

A. Sinus rhythm

B. Ventricualr parasystole

C. Atrial parasystole

D. Second-degree sinoatrial block

E. Second-degree atrioventricular block

F. Atrial premature contractions without conduction to the ventricles

G. Atrial bigeminy

H. Atrial bigeminy without conduction to the ventricles

I. Ventricular bigeminy

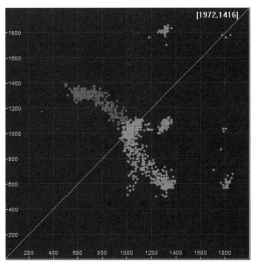
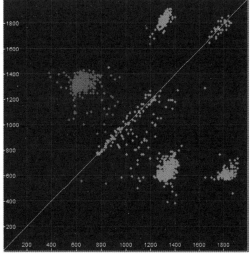

扫码看彩图

【正确选项:ACFGH】

解析：

本例需要与室性并行心律及长 RR 间期散点图进行鉴别。房性并行心律与室性并行心律因具有不同的电生理特性，尽管同为并行心律，但形成的散点集略有差异。室性并行心律几乎不受到自主神经调节影响，同时很少逆传心房重整窦房结，故完全的代偿间期在散点图上会形成特征性的倒"Y"形图形。对于房性并行心律，代偿间期的房性期前收缩不同，重整窦房结的程度不同，故其后的代偿间期亦不同，同时心房受到自主神经，尤其迷走神经调节较为明显，故形成的散点图多为连续曲线。因房性激动前后间期之和不固定，故房性并行心律的散点图相对固定，但表现亦相对多变。例如，代偿完全时，可形成类似室性并行心律的倒"Y"形图形；代偿不完全则逐渐点集"弯曲"；而有时当不同联律的房性激动其后窦性心律恢复时间相似时，可形成类似逸搏的散点集。尽管表现多变，但每一种变化都与房性自主心律的电生理特性密切相关。对于长 RR 间期的鉴

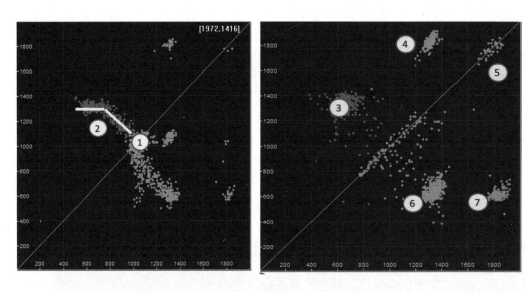

①45°线提示 RR 间期相对匀齐，此处为窦性心律区间。②分两个阶段，水平黄线段提示该时段房性期前收缩重整窦房结的程度相似，房性期前收缩后的窦性心律的恢复时间等，所以形成(X,A)的坐标集，其中 X 为不等的联律间期，A 为固定的窦性心律恢复时间。第二段是垂直于 45°线的黄色线段，此处提示该时段房性激动形成了完全的代偿间期，所以坐标集为(X,Y)，其中 X、Y 均改变，但 X+Y 的值等于 2RR 间期。实际上房性并行心律受到自主神经影响，所以其整体上并非是截然不同的 2 个阶段，而是一个柔和连续的弯曲曲线(其中 X+Y 并不规律)，分线段有助于理解。③和⑥代表的点集实际上是相对对称的区域，是房性并行心律时房性期前收缩二联律形成的散点集。房性期前收缩二联律时，RR 间期只有两种:联律间期 A 和其后代偿间期 B。所以形成(A,B)和(B,A)两个点集，在45°线两侧对称。而发生房性并行心律时，A 和 B 均可变化，所以点集并不致密而趋向于发散。④为减速区的散点集，鉴别诊断主要是长 RR 间期，如二度窦房传导阻滞、二度房室阻滞、房性期前收缩未下传等。但本散点图有一些线索倾向于房性期前收缩未下传形成的点集 4。点集 4 与 7 遥相呼应。可以看到点集 7 的纵坐标与点集 6 相等，提示两个心搏的代偿间期是一致的。房性期前收缩下传与否并不影响其代偿间期(代偿与重整窦房结程度有关)，故提示点集 4、7 是房性期前收缩未下传形成所致。若为窦房传导阻滞或房室阻滞，其代偿间期与房早代偿无关，故 6、7 纵坐标不等。⑤处的 RR 间期和中间一段窦性心律 RR 间期相比，在 1RR～2RR，同时该例存在房性期前收缩未下传，故倾向于房性期前收缩未下传二联律形成的不完全代偿间期的 RR 间期。

别,当存在频发房性期前收缩时,长 RR 间期散点图大多由房性期前收缩未下传所致,且散点图中可以对比代偿间期是否与房性期前收缩代偿间期一致,判断其是代偿完全还是不完全,以获得潜在的鉴别线索,当然金标准依然是逆向回放技术。本图尚需与交界性并行心律伴前传阻滞相鉴别。下图为本题散点图各部分详细解析。

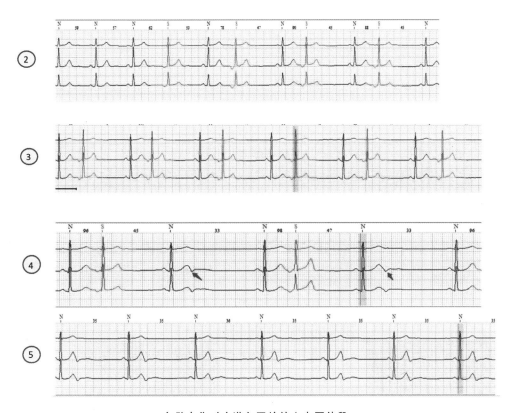

各散点集对应逆向回放的心电图片段

(命题、解析:李艺　翻译:汪凡　审校:严干新)

题 78

如下所示,图 A 和图 B 为时间–RR 间期散点图,图 C 和图 D 为 Lorenz 散点图(RR 间期散点图),图 E 和图 F 为 N–V 间期直方图。以下哪些图片提示存在室性并行心律可能?

In the following figures, Figure A and Figure B represent scatter plots of time-RR intervals, Figure C and Figure D depict Lorenz scatter plots (RR interval scatter plots), and Figure E and Figure F show histograms of N-V intervals. Which of the following images suggest the presence of ventricular parasystole?

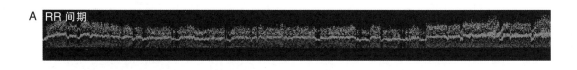

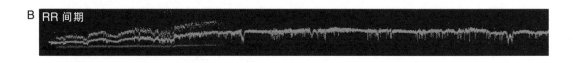

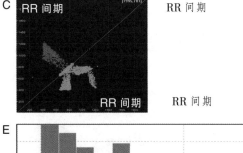

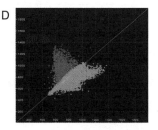

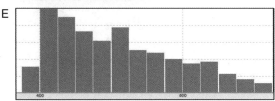

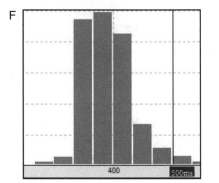

扫码看彩图

【正确选项:ACDE】

解析：

本题的解题思路是，在动态 ECG 分析中，除了常规 Lorenz 散点图外，还有其他大数据统计图可以得到相同或相似的诊断结论，多图形分析同一个问题有助于加深对某一类心律失常的多角度认识。

对于时间–RR 间期散点图而言，其图形形成原理是将 RR 间期按时间顺序排列得到的图形。在典型的频发室性期前收缩的散点图中，因为联律间期固定，所以可以在时间–RR 间期散点图上观察到一条致密的红色条带（图 B），红色条带所对应的 RR 间期即为该室性期前收缩的联律间期。而室性并行心律发生时，联律间期不固定，故代表室性激动的红色点分布区域为最短的室性期前收缩联律间期–窦性 PP 间期均匀分布（图 A），由于其代偿间期等于 2 倍的 PP 间期，可观察到正常的窦性心律恰好为室性并行心律（图 B 中红色条带）与其后代偿心搏（绿色宽条带）的中心对称线，形成特征性的散点图。对比图 A 和图 B 有助于加深理解。

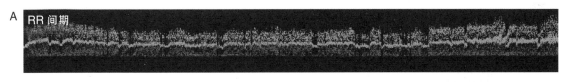

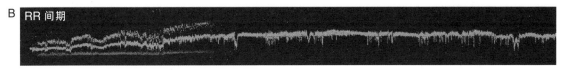

对于 Lorenz 散点图而言，通过典型的倒"Y"形图形诊断室性并行心律并不陌生，但其他几种变形需要注意。首先是图 C 中的"h"形或"椅子"形散点图，这是室性并行心律合并室性期前收缩二联律的特征性图形，无论"倒 Y"形还是"h"形散点图，大多是相对短的一段时间散点图图形，若患者全天长时间处于室性并行心律状态，则窦性心律会随着自主神经功能改变而改变，此时 2 倍PP 间期（室性激动代偿间期）会随之改变，最终典型的倒"Y"形会逐渐沿着 45°线来回滑动，同时受到最短联律间期的限制，故最终形成图 D 中的"蝴蝶样"的散点集。

对于直方图而言，N–V 间期实际上代表了室性激动的联律间期。因室性并行心律的联律间期多变，故 N–V 的频谱分布数目多且相对均匀（宽）。而典型的室性期前收缩则因为相对固定的联律间期，形成窄的、N–V 相对固定的直方图形。对比图 E 和图 F 可加深印象。

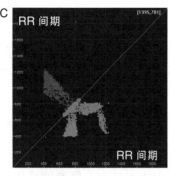

C RR 间期 [1995,701]

RR 间期

RR 间期

RR 间期

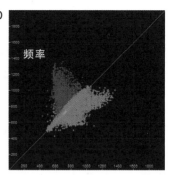

D 频率

N–V 间期

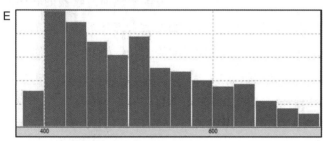

E

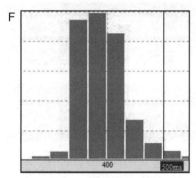

F

（命题、解析：李艺　审校：严干新　翻译：汪凡）

题 79

患者,男,58 岁,根据其部分时间段的 Lorenz 散点图及时间散点图,判断患者存在以下哪些心律失常?

A. 频发室性期前收缩　　　　　　B. 频发房性期前收缩

C. 室性并行心律　　　　　　　　D. 心电伪差:电极脱落

E. 阵发性心房颤动　　　　　　　F. 成对室性期前收缩

A 58-year-old male patient, based on the Lorenz scatterplot and temporal scatterplot during specific time intervals, which of the following cardiac arrhythmias are present?

A. Frequent ventricular premature contractions

B. Frequent atrial premature contractions

C. Ventricular parasystole

D. Electrocardiographic artifact: electrode detachment

E. Paroxysmal atrial fibrillation

F. Ventricular couplets

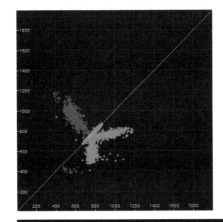

扫码看彩图

【正确选项:ACEF】

解析:

无论是时间散点图还是 Lorenz 散点图，特征性的图形均能显著缩短医生对一些心律失常的识别时间，同时协助医生对发作时间较短的心律失常进行查漏补缺。本题分析思路如下：

1.从 Lorenz 散点图来看，如果熟悉散点图，可以通过"倒 Y"形的特征性图形快速诊断"室性并行心律"，图形的形成原理在此不再赘述。

2.在时间散点图上，需要抓住"绿色粗条带"(黄框所示)这一线索，时间散点图将 RR 间期沿时间顺序依次排列，对于大多数人而言，窦性心律在自主神经调节下，短时间内心率变化幅度较小(显著窦性心律不齐除外)，RR 间期在短时间内相对固定，故形成窄而致密的条带，当 RR 间期在短时间内变化幅度非常大时，该条带会变宽，常见于心房颤动及显著窦性心律不齐。当发生心房颤动时，RR 间期绝对不齐，时间散点图条带明显增宽，同时又受到房室结有效不应期的限制，时间散点图上心房颤动发作时段的宽条带通常下缘整齐，上缘呈毛刺状，像一杯不断向上挥发出气体的溶液，与前后窦性心律绿色条带形成鲜明对比。阵发性心房颤动需要与电极脱落形成的伪差相鉴别，后者因为基线大幅度干扰，机器识别异常，也可以形成显著变化的 RR 间期，但伪差的 RR 间期不会受到房室结不应期的影响，所以 RR 间期最短可以到 0，最长可达数千毫秒，时间散点图上的图形在某个时间段上下限过大而出现图形消失或错乱。

3.本图最容易遗漏的一个诊断是成对室性期前收缩。大多数室性期前收缩的联律间期相对固定，同时其后存在代偿间期，故室性期前收缩的分布点在 45°线左上方(横坐标短，纵坐标长)，如下图黄框所示，宽 QRS 波群出现在 45°线的右下方，提示在室性期前收缩后并没有立即形成长的代偿间期，而是出现 1 个更短联律的 RR 间期，此时横坐标短，纵坐标更短，考虑为成对室性期前收缩。这需要与短阵室性心动过速相鉴别，当发生短阵室性心动过速时，RR 间期短而相对固定，故常出现在 45°线上。上方的黄框是成对室性期前收缩第 2 个宽 QRS 波群，下方黄框是成对室性期前收缩中的第一个宽 QRS 波群。准确识别成对室性期前收缩对于明确该患者心律失常的性质有重要的电生理意义。若仅发现室性并行心律，可能仅考虑其机制为异位起搏点自律性升高，容易遗漏成对室性期前收缩所提示的折返机制。

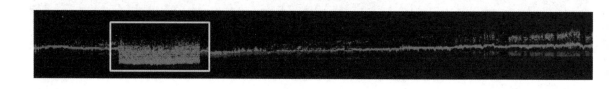

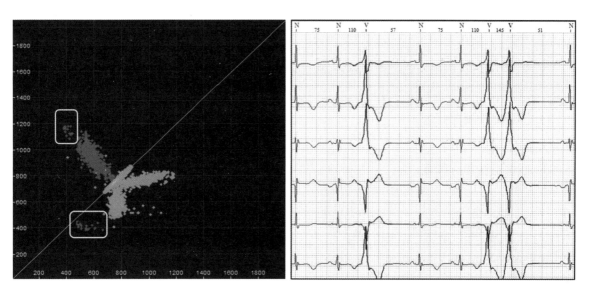

（命题、解析：李艺　　审校：严干新　　翻译：汪凡）

题 80

患者,男,83 岁,因阵发性心悸、胸闷入院。结合该患者部分时间段的 Lorenz 散点图与时间散点图,以下哪些心律失常的可能性大?

A. 单源室性期前收缩   B. 双源室性期前收缩

C. 房性期前收缩   D. 成对室性期前收缩

E. 间位室性期前收缩

An 83-year-old male patient was admitted to the hospital due to paroxysmal palpitations and chest tightness. Based on the Lorenz scatter plot and time scatter plot for certain time intervals, which of the following arrhythmias are most likely?

A. Unifocal ventricular premature contractions

B. Bifocal ventricular premature contractions

C. Atrial premature contractions

D. Ventricular couplets

E. Interpolated ventricular premature contractions

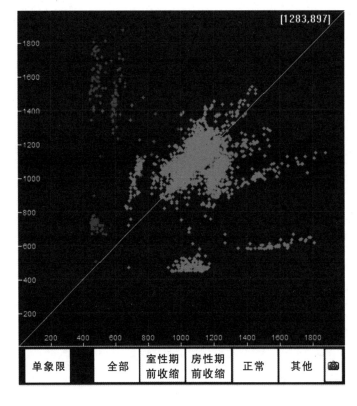

扫码看彩图

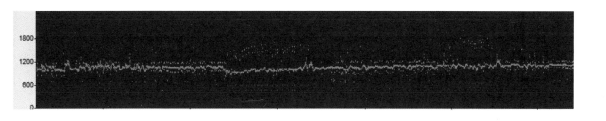

【正确选项:BCE】

解析：

本题有两处需要仔细考虑的重点。

其一,双源室性期前收缩诊断。虽然散点图是依据 RR 间期固定规则作图,似乎丢失了 ECG 重要的形态学诊断,实际上某些 ECG 的形态学诊断因其电生理特性不同,可对 RR 间期产生独特的影响,从而可以被散点图识别。本题 Lorenz 散点图中,红色室性期前收缩区域可见 2 个相对独立的期前收缩区域,黄色虚线为其纵轴,分离较为明显,提示可能存在两种联律间期不同的室性期前收缩;同时,在反应室性期前收缩代偿间期的散点图中,如蓝色虚线所示,出现了 2 个斜率和分布截然不同的期前收缩后散点集,提示室性期前收缩存在两种不同的代偿间期,且与自主神经交互效应不同(蓝色虚线斜率不同)。在时间散点图中(如黄色箭头所示),可见两条明显分层的室性期前收缩点集。逆向回放后,其对应的 12 导联 ECG 中可见起源不同的两种室性期前收缩,且其后代偿间期在短时间内亦不同,符合前文的推论。

其二,间位室性期前收缩需要与成对室性期前收缩相鉴别。鉴别点同样基于二者的电生理特点。间位室性期前收缩为单个室性期前收缩,因 P 波常落于室性期前收缩所致的相对不应期内而发生干扰性 PR 延长,所以间位室性期前收缩的期前收缩点坐标为(短、稍长),位于 45°线左上方,而当间位室性期前收缩的联律接近 1/2 的窦性心律 RR 间期时,该点集将由 45°线左上方向 45°线靠近。对于成对室性期前收缩而言,2 个室性期前收缩连续出现,第 2 个室性期前收缩联律间期往往更短,所以成对室性期前收缩中第一个室性期前收缩的坐标为(短、更短),常位于 45°线右下方。若第 2 个室性期前收缩的联律间期接近第一个室性期前收缩的联律间期时, 第一个室性期前收缩的散点集会从 45°线右下方向 45°线靠近,或者小幅度跨越 45°线出现在左上方区域。成对室性期前收缩的第一个室性期前收缩点集坐标相对固定,由 2 个相对固定的联律间期形成(取决于室性期前收缩折返环性质),而间位室性期前收缩的散点集受自主神经影响,坐标相对不固定(代偿不固定)。综上所述,可初步对二者进行鉴别,但确切进行鉴别诊断依赖逆向回放技术查阅对应 ECG。

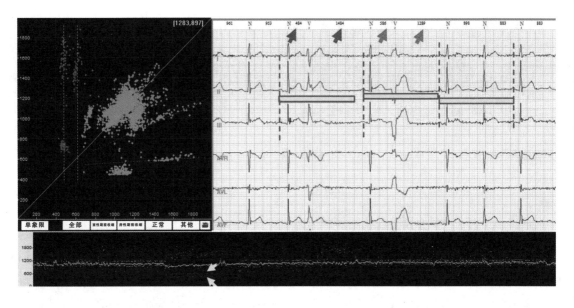

（命题、解析：李艺　审校：严干新　翻译：汪凡）

题 81

患者,25 岁,妊娠女性,因周期性心悸、焦虑,以及劳累性呼吸困难入院。其 ECG 如下所示。以下哪些是最可能的诊断?

  A. 法洛四联症   B. 先天性矫正型大动脉转位

  C. 原发孔型房间隔缺损   D. 致心律失常性右心室心肌病

  E. 继发孔型房间隔缺损

    A 25-year-old pregnant woman was admitted to the hospital due to episodic palpitations, anxiety, and exertional dyspnea. The ECG is provided below. What is the most likely diagnosis?

    A. Tetralogy of Fallot

    B. Congenitally corrected transposition of the great arteries

    C. Ostium secundum atrial septal defect

    D. Arrhythmogenic right ventricular cardiomyopathy

    E. Ostium primum atrial septal defect

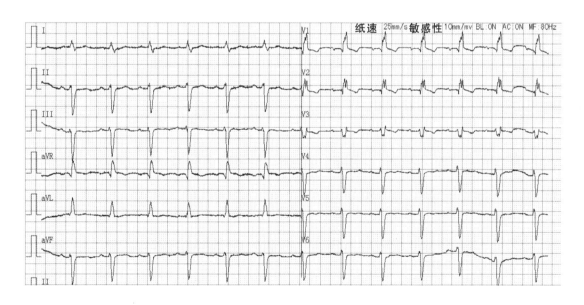

【正确选项:C】

解析 1(曹怿玮):

    患者为 25 岁的妊娠女性,因为一些临床表现入院,常规 ECG 显示很不正常:窦性心律,律齐;完全性 RBBB 伴左前分支传导阻滞;V1 和 aVR 导联呈 qR 型,V4~V6 导联 rS,右胸和下壁导联可见 QRS 碎裂波。根据以上患者资料,尤其是 ECG 改变特征,首先考虑先心病等结构性心脏病的可能性,而后经超声心动图确诊。

ECG 对先心病等结构性心脏病具有一定的辅助诊断和参考评估价值, 主要是基于疾病本身的病理生理及病理解剖,以及对血流动力学的不同影响,从而出现了不同的 ECG 表现。结合此例,以波形变化和(或)QRS 波电轴为主对以上选项进行对比判断。

法洛四联症包括肺动脉狭窄、室间隔缺损、主动脉骑跨和右心室肥厚,故 ECG 主要表现如下:①右心室肥大,V1 导联可呈 Rs、rsR'、qR 型等; 而左心室发育不全致顺钟向转位,V5、V6 导联呈 rS 或 rs 型;②部分患者右心房扩大,且多数见于 V1 呈 q 型时;③QRS 电轴右偏,少见不偏,不见左偏;④20%以下的患者出现 RBBB,且绝大多数为不完全性,但根治手术后多见不完全性或完全性 RBBB。结合此例,③和④不符合实际。

先天性矫正型大动脉转位,在大血管错位的同时,伴有左右心房/心室及其相关传导系统的转位,导致室间隔除极向量由正常状态下的“右-前-下”变为“左-前-上”。如此,ECG 的特征性表现如下:右胸导联出现 q 波,而左胸导联 q 波消失和(或)下壁导联出现 q 波,尤其是Ⅲ导联最为明显,而高侧壁导联 q 波消失;其 QRS 波呈“室上性”。结合此例,明显不符合实际。

致心律失常性右心室心肌病(ARVC)是一种主要发生于右心室的遗传性渐进性心肌疾病。其 ECG 主要诊断依据如下:右胸导联上出现特征性的除极异常 Epsilon 波(罕见伴左胸导联,甚至单独左胸导联);在患者年龄>14 岁且没有完全性 RBBB 的情况下,右胸导联的 T 波倒置超过左胸导联,少见伴有 RBBB,T 波倒置见于 V1~V4 导联。次要诊断依据为在疾病早期,TAD(QRS 波终末激动持续时间)渐进性延长。结合此例,这显然不符合。

原发孔型房间隔缺损和继发孔型房间隔缺损是房间隔缺损 2 种不同的病理解剖类型:前者是属于房室隔范畴的第 1 房间孔未能闭合, 而后者是属于房间隔本身范畴的第 2 房间孔未能闭合。以左向右分流为主导致二者都出现相似的右心室肥大和(或)不完全性/完全性 RBBB 的图形特征。二者的主要区别如下:①前者近乎为 100%电轴左偏,部分类似左前分支阻滞型,而后者基本为电轴右偏;②后者下壁导联常可出现钩型 R 波,而前者无此现象。结合此例,可找到关键证据,即“电轴左偏”。因此,选择选项 C 是近乎肯定的。最后,超声心动图证实选项 C 正确。

解析 2(沈灯):

1 例年仅 25 岁的妊娠女性,因为一些症状入院,常规 ECG 显示很不正常:窦性心律,律齐;完全性 RBBB 伴左前分支阻滞;V1 和 aVR 导联呈 qR 型,V4~V6 导联 rS,右胸和下壁导联可见 QRS 碎裂波。根据以上患者资料,尤其是心电图改变特征,首先考虑并提示先心病等结构性心脏病的可能性,后经超声心动图确诊。

ECG 对先心病等结构性心脏病具有一定的辅助诊断和参考评估价值,其种类繁多的病理解剖和各有异同的病理生理,对血流动力学的影响类型和程度,在 ECG 上会有相应表现。结合此例实际,以波形变化和(或)QRS 波电轴为主对以上选项做对比判断。

法洛四联症,包括肺动脉狭窄、室间隔缺损、主动脉骑跨和右心室肥厚,其中以前两项为主。故 ECG 表现为:①主要特征为右心室肥大。V1 导联可呈 Rs、rsR'、qR 型等;而左心室发育不全致顺钟向转位,V5、V6 导联呈 rS 或 rs 型;②部分患者右心房扩大,且多数见于 V1 呈 q 型时;③QRS 电轴右偏,少见不偏,不见左偏;④<20%的患者出现 RBBB,且绝大多数为不完全性,但根治手术后多见不完全性或完全性 RBBB。结合此例,③和④不符合实际。

先天性矫正型大动脉转位,在大血管错位的同时,伴有左右心房/心室及其相关传导系统的转位,致室间隔除极向量由正常状态下的"右-前-下"变为"左-前-上"。如此,ECG 特征性地表现为:右胸导联出现 q 波而左胸导联 q 波消失和(或)下壁导联出现 q 波,尤其是Ⅲ导联最为明显,而高侧壁导联 q 波消失;其 QRS 波呈"室上性"。结合此例,明显不符合实际。

致心律失常性右心室心肌病是一种主要发生于右心室的遗传性渐进性心肌疾病。其 ECG 主要诊断依据为:右胸导联上出现特征性的除极异常 Epsilon 波(罕见伴左胸导联,甚至单独左胸导联);在>14 岁且没有完全性 RBBB 的情况下,右胸导联的 T 波倒置超过左胸导联,少见伴有 RBBB,T 波倒置见于 V1~V4 导联。次要诊断依据为:在疾病早期,TAD(QRS 波终末激动持续时间)渐进性延长。结合此例,显然不符合。

原发孔型房间隔缺损和继发孔型房间隔缺损是房间隔缺损 2 种不同的病理解剖类型:前者是属于房室隔范畴的第 1 房间孔未能闭合,后者是属于房间隔本身范畴的第 2 房间孔未能闭合。左向右分流为主致两者都出现相似的右心室肥大和(或)不完全性/完全性 RBBB 的图形特征。两者的主要区别在于:①前者近乎 100%电轴左偏,部分类似左前分支阻滞型。而后者基本电轴右偏;②后者下壁导联常可出现钩型 R 波,而前者无此现象。结合此例,找到关键证据,那就是"电轴左偏"。所以,原发孔型房间隔缺损是近乎肯定的。最后,超声心动图证实选项正确。

(命题:曹怿玮　审校:严干新　翻译:汪凡　解析:曹怿玮　沈灯)

题 82

患儿,男,11 岁,因肺炎入院,ECG 如下所示。下列哪项处理最为恰当?

A. 不需要任何处理   B. 肺炎治愈后复查 ECG

C. 行超声心动图检查   D. 电解质检查

An 11-year-old male patient was admitted to a hospital with pneumonia, the ECG is provided below. Which of the following interventions is the most appropriate?

A. No further intervention needed

B. Reassess the ECG after pneumonia resolution

C. Perform an echocardiogram

D. Evaluate electrolyte levels

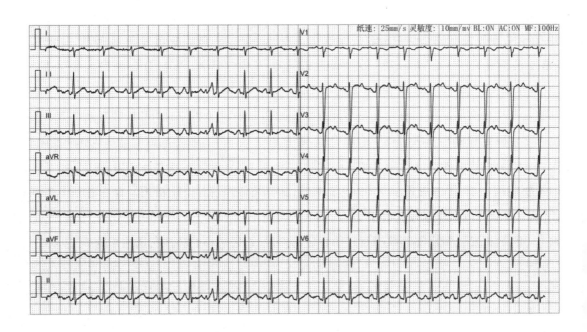

【正确选项:C】

解析:

本题患儿为 11 岁男性儿童,因肺炎入院,然后提供了一份入院后的常规 12 导联同步 ECG。显然,解答的关键在于读懂心电图!

如 ECG 所示,除了窦性心动过速,异常表现为 T 波"切迹"。此时,需要考虑及鉴别的可能性如下。

1. T-P 重叠:此类情况并不少见,但无论是窦性心动过速或 AT 伴 PR 间期延长、房性期前收缩未下传二联律,还是房-室等频性双重性心动过速等都与此例 ECG 特征明显不符合。

2. T-U 融合:当发生低钾时,随着血钾数值下降,ECG 上先呈现 U 波明显,而后 T 波逐渐低平而 U 波逐渐呈“圆润”型增高、增宽,故 T-U 逐渐融合,呈假性 Q-T 间期,即 QT-U 间期延长。其 T-U 结合点往往在基线上方<2mm,且 T-U 间峰距>150ms。

3.“双峰”T 波:其机制是神经或药物作用造成心室复极改变,即左右心室复极不同步致 T 波形态变化,可呈“裂开”“圆顶尖峰”“酒窝”等多种形态且各有一定的特异性。其切迹谷底往往在基线上方≥2mm,且峰距<150ms;同时,可伴 Q-T 间期正常或延长。此例 ECG 显示,窦性心动过速 107 次/分,QT 间期 310ms,故 Q-Tc 也在正常范围内;其切迹点于基线上方≥2mm,峰距远小于 150mm,且后峰呈“尖角”型而不似 U 波的“圆润”型;T 波“切迹”只见于胸导联而不见于肢体导联。对照上述情况,明显不符合“T-U”融合,所以选项 **D** 并不是最恰当的;高度契合“圆顶尖角”T 波,即前峰-圆顶时长而后峰-尖角时短,其多出现在右胸导联,典型见于 V2 和(或)V3 导联,下列因素可导致左向右分流致右心室占优势类的先心病(如室间隔缺损、房间隔缺损、法洛四联症和动脉导管未闭等,尤以前者最为多见,是具有特征性的 ECG 表现),药物诱发(胺碘酮、某些抗肿瘤药物或抗生素、低镁等)和脑血管意外(常见于蛛网膜下腔出血)。前者在未成年人中多见,稳定性好且 QT 间期多不延长,而后者在成年人中多见,可逆性强且 QT 间期多有不同程度的延长。因此,无论由何种原因所致,选项 **A** 最不恰当;患儿的病史中未见用药史,无脑血管意外史或剧烈头痛等相关临床症状,加上其 QT/QTc 间期并不延长,选项 **B** 也不是最恰当的;因此,当出现特征性的“圆顶尖角”T 波,尤其是见于 11 岁的儿童时,选项 **C** 是最恰当的。

作为单选题,选择选项 **C** 没有问题,而超声心动图结果也证实了此例的“室间隔缺损”,此题的考点是要让大家从专业的角度熟悉典型的“圆顶尖峰”T 波。但在临床实际工作中,作为具有一定经验的临床医生,当面对一份既类似又不完全典型,尤其是伴有 Q-T 间期延长的 ECG 时,往往会结合临床情况观察各种可能:在确定不是 T-P 重叠后,先查电解质,以排除低钾可能;如果有需要,则急查 CT,以排除脑血管意外;间隔适当的时间复查 ECG,以排除药物作用,甚至是诱发 LQT2 等的可能;直接或稍晚行超声心动图检查,以排除先心病的可能,最后明确引起 ECG 改变的临床原因。

(命题:曹怿玮　审校:严干新　翻译:汪凡　解析:沈灯　曹怿玮)

题 83

患者,男,23 岁,因进行性乏力及呼吸困难就诊,心肺功能检查未见异常,超声心动图示左心室轻度扩张,弥漫性室壁运动障碍(LVEF 为 25%),入院后 ECG 如下所示。下一步应优先进行以下哪项检查?

A. 肌肉活检　　　　　　　　　　B. 心肌酶谱

C. 病毒感染标志物　　　　　　　D. 冠状动脉造影

A 23-year-old male patient presented with progressive fatigue and dyspnea. The cardiopulmonary physical examination revealed no abnormalities. Transthoracic echocardiography showed mild left ventricular dilation and diffuse wall motion abnormalities (LVEF 25%). The admission ECG is provided below. What is the most apropriate examination for the next step?

A. Muscle biopsy　　　　　　　　B. Cardiac enzymes

C. Hematological markers for viral infections　D. Coronary angiography

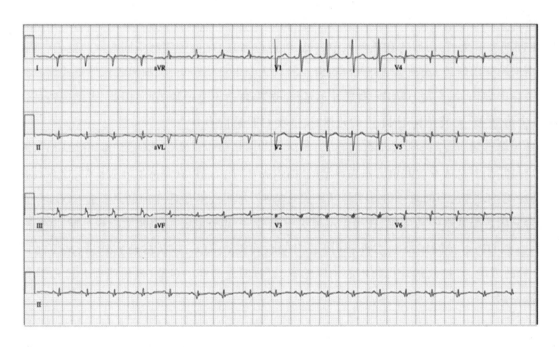

【正确选项:B】

解析:

患者 ECG 特点如下:窦性心律,心率为 108 次/分,提示窦性心动过速,电轴右偏,V1 导联高 R 波,Ⅱ、V4~V6、Ⅰ 及 aVL 导联异常 Q 波。年轻患者出现这样的 ECG 异常还是比较少见的,仔细分析患者的 ECG,发现有两个非常显著的特点:①侧壁、下壁导联异常 Q 波和 V1 导联高 R 波,尽管 Q 波的振幅>1/4R,但时限<0.03s,相对较窄而深,与心肌梗死时的病理性 Q 波有所区别;②引起右胸导联高 R 波的病因有右心室肥大、后壁心肌梗死(常合并下壁心肌梗死,并伴有 ST 段抬高及 T 波倒置)、预激综合征(常有 PR 间期缩短、δ 波和 QRS 波时限增宽)、肥厚型心肌病(不对称室间隔肥厚,侧壁常有间隔 Q 波)、右位心(Ⅰ 导联负向 P 波、胸前导联 R 波逆递增和电轴右偏)和杜氏肌营养不良 (伴有侧后壁心肌梗死的 ECG 模式),结合患者的临床症状、超声心动图结果及 ECG 表现,杜氏肌营养不良的可能性较大,其他病因基本可以排除。

乏力不仅仅代表心肌受累,有些时候也是骨骼肌受累的表现。当出现心功能不全时,需要考虑是原发性的心肌损伤还是全身疾病的一部分。实际上,当年轻人合并扩张型心肌病表现,胸前导联高 R 波时,常提示有杜氏肌营养不良的可能(Duchenne 型);而且典型的扩张型心肌病 ECG 表现为“扩张型心肌病三联征”,即左胸导联高电压、肢体导联低电压和胸前导联 R 波递增不良,这与患者的 ECG 并不相符,因此,需要考虑可能是一种特殊类型的扩张型心肌病。杜氏肌营养不良症(又称为进行性假肥大性肌营养不良)为伴 X 染色体隐性遗传,是由 DMD 基因缺陷导致肌细胞膜上的抗肌萎缩蛋白功能异常,男性发病率更高。Becker 型肌营养不良为同一种疾病的相对良性表现,发病年龄及丧失行动力的时间均较 Duchenne 型晚。年龄较大的患者普遍存在心脏受累,18 岁以上的杜氏肌营养不良患者中,90%存在心功能不全的证据。95%的杜氏肌营养不良患者存在 ECG 异常,最典型的变化为 V1 导联高 R 波及 R/S 比增加,深 Q 波(V5、V6 常见),下壁 Q 波,电轴右偏,其次有窦性心动过速、PR 间期缩短、完全性 RBBB。这些 ECG 表现与病理学研究结果相关。病理学研究表明,肌肉营养不良患者的心脏后基底部有纤维化倾向,该部位心肌电活动减少。ECG 表现被认为先于超声心动图出现,然而 ECG 与判断心肌病的存在之间的相关性尚未确定。

患者的 ECG 表现为多导联异常 Q 波,其振幅较深,但时限基本在正常范围,与心肌梗死所致异常 Q 波有所区别;同时 ECG 未出现 ST 段抬高及 T 波倒置的表现,患者也无胸闷、胸痛等相关症状,因此不考虑为急性心肌梗死,所以不优先考虑行冠状动脉造影,排除选项 **D**。患者自诉近期无前驱感染病史,无心肌炎的依据,所以病毒感染标志物也不作为优先检查,故排除选项 **C**。对于杜氏肌营养不良患者,血清肌酸激酶(CK)常持续、显著地升高(正常值的 20~100 倍),而在其他疾病中,CK 可能正常或降低(如结缔组织病和乙醇中毒),可能中度升高(正常值的 5 倍,如先天性肌病、脊髓性肌萎缩),也可能轻度升高(<正常值的 5 倍)且不持续(如吉兰-巴雷综合征、腓肠肌萎缩)。因此,当临床高度怀疑杜氏肌营养不良时,应优先检查心肌酶,当心肌酶检查不能明确诊断时,再进一步行基因检测及肌肉活检,故可以排除选项 **A**,正确选项为 **B**。

(命题、解析:曹怿玮　审校:严干新　翻译:汪凡)

题 84

患者,男,62 岁,因反复发作性胸痛入院。动态 ECG 多次记录到胸痛发作时前壁导联 ST 段持续抬高,发作与劳累无关,无晕厥。住院期间给予单硝酸异山梨酯缓释胶囊,每次 50mg,1 次/天。左冠状动脉造影提示,左前降支(LAD)中段 50%~70% 狭窄,血流储备分数(FFR)为 0.85。超声心动图显示 LVEF 值为 60%。动态 ECG 片段如下所示,最恰当的下一步治疗措施是什么?

A. 植入 ICD　　　　　　　　　　B. 加用胺碘酮

C. 植入支架　　　　　　　　　　D. 加用钙离子通道拮抗剂

A 62-year-old male patient was admitted due to recurrent episodes of chest pain. Dynamic ECG recorded multiple episodes of sustained ST-segment elevation in the anterior leads during chest pain attacks. The episodes were not associated with exertion, and there was no syncope. During hospitalization, the patient was treated with sustained-release isosorbide dinitrate capsules, 50mg once daily. Coronary angiography revealed a 50%-70% stenosis in the mid-segment of the left anterior descending artery (LAD), with a fractional flow reserve (FFR) of 0.85. Echocardiography showed a LVEF fraction of 60%. A segment of the dynamic ECG is provided below. What is the most appropriate next step in the treatment plan?

A. Implantation of an ICD　　　　B. Addition of amiodarone

C. Implantation of a stent　　　　D. Addition of a calcium channel antagonist

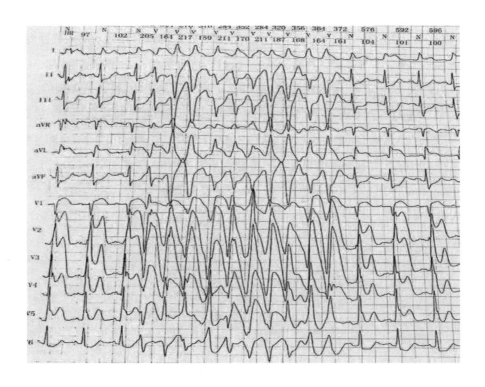

【正确选项:D】

解析:

　　动态 ECG 片段提示:Ⅰ、aVL、V2~V5 导联 ST 段抬高,Ⅱ、Ⅲ、aVF 导联 ST 段压低,非持续性多形性室性心动过速,结合患者病史、症状及冠状动脉造影结果,明确变异性心绞痛诊断。那么,接下来采取哪种治疗措施是最恰当的呢? 选项 A 为植入 ICD,血管痉挛引起的缺血发作可导致潜在的危及生命的室性心律失常(如持续性室性心动过速或者心室颤动)和心搏骤停,即使是既往无心脏病史的患者,对于在此种情况下是否植入 ICD,指南尚无建议。但回顾近几年的文献[1]发现,研究者们还是倾向于为猝死复苏后的患者植入 ICD 作为二级预防, 因为即使采取最佳的药物治疗,也难以预防复发的、可能危及生命的室性心律失常。尽管动态 ECG 片段发现非持续室性心动过速,但患者无晕厥,也未发生血流动力学不稳定的情况,心功能正常,故不需要植入 ICD,因此,可以排除选项 A。动态 ECG 记录到非持续性多形室性心动过速,但其发生的本质是血管痉挛引起的缺血, 故首要的治疗是解除冠状动脉痉挛;虽然胺碘酮对于缺血引起的室性心律失常是有效的,但在本题中并不符合,故排除选项 B。患者冠状动脉造影结果显示前降支中段 50%~70% 狭窄,结合 FFR 为 0.85,证实临界病变的冠状动脉固定性狭窄并没有引起缺血,因此,并不需要植入支架,故排除选项 C。变异性心绞痛治疗的目的在于降低症状发作的频率和避免严重并发症发生。在改变生活方式(包括戒烟)的基础上,单独或联合应用钙离子通道阻滞剂和硝酸酯类药物是治疗的基础。本例患者在应用硝酸酯类药物后仍有缺血发作,故同时联用钙离子通道阻滞剂是最恰当的治疗,正确选项是 **D**。

(命题、解析:曹怿玮　　审校:严干新　　翻译:汪凡)

参考文献

[1]Kundu A, Vaze A, Sardar P, et al. Variant Angina and Aborted Sudden Cardiac Death[J].Current Cardiology Reports, 2018, 20(4):26.DOI:10.1007/s11886-018-0963-1.

题 85

患者,男,58 岁,冠心病,因胸闷、心悸就诊,有类似发作史,ECG 记录如下所示,以下哪项诊断是正确的?

A. 心房扑动伴束支阻滞

B. 心房扑动伴旁路前传

C. 心房扑动伴室性心动过速

D. 顺向型房室折返性心动过速伴束支传导阻滞

E. 逆向型房室折返性心动过速

A 58-year-old male patient with coronary heart disease presented with chest tightness and palpitations. He had a history of similar episodes. The ECG is recorded as follows. Which of the following diagnoses is correct?

A. Atrial flutter with bundle branch block

B. Atrial flutter with accessory pathway antegrade conduction

C. Atrial flutter with ventricular tachycardia

D. Antegrade atrioventricular reentrant tachycardia with bundle branch block

E. Retrograde atrioventricular reentrant tachycardia

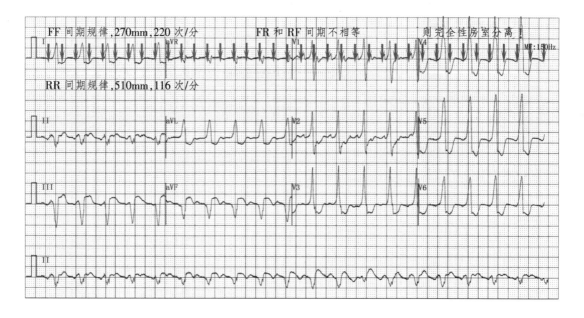

【正确选项:C】

解析：

V1 导联可见清晰的 F 波(箭头所示)，频率固定，约为 222 次/分，因此首先可以排除 AVRT，QRS 时限为 170ms，RR 间期规则，频率约为 103 次/分，由于心房率略快于心室率的 2 倍，容易误诊为心房扑动伴束支阻滞或旁路前传，但仔细观察可以发现，FF 间期固定，RR 间期固定，但 FR 间期不固定，提示房室无传导关系(房室分离)，据此可以诊断为心房扑动伴室性心动过速(双重性心动过速)。

当双重性心动过速的心房率与心室率(的倍数)比较接近时，如果观察时间较短，容易误认为二者存在传导传导关系而造成误诊，应多观察几个心搏，有时甚至需要长时间记录，才能观察到二者"脱节"现象，从而做出正确诊断。

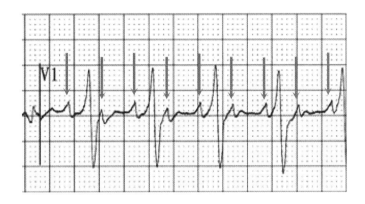

(命题、解析：叶沈锋　审校：严干新　翻译：汪凡)

题 86

患者,女,16 岁,头晕 2 天,超声心动图提示全心增大、肺动脉高压,ECG 检查如下所示。以下哪项诊断是正确的?

A. 室性心动过速
B. 心房颤动伴束支传导阻滞

C. 心房颤动伴心室预激
D. 心房扑动伴束支传导阻滞

E. 房性心动过速伴束支传导阻滞

A 16-year-old female patient was admitted to the hospital with dizziness for 2 days. Her echocardiogram revealed global cardiac enlargement and pulmonary arterial hypertension. Based on the following ECG, which of the following diagnoses is correct?

A. Ventricular tachycardia

B. Atrial fibrillation with bundle branch block

C. Atrial fibrillation with ventricular preexcitation

D. Atrial flutter with bundle branch block

E. Atrial tachycardia with bundle branch block

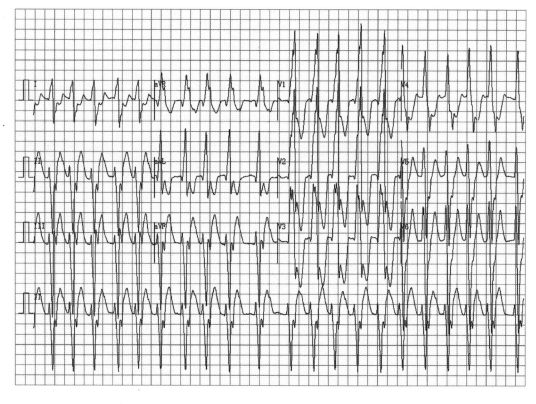

【正确选项:A】

解析：

　　宽 QRS 心动过速,RR 间期不规则,频率约为 150 次/分,QRS 呈类右束支伴左前分支阻滞图形,容易误诊为心房颤动伴 RBBB 及左前分支阻滞。但仔细观察可以发现(aVR 导联最明显)QRS 后存在逆行 P 波(箭头所示),因此可以排除心房颤动,并且逆行 P 波间歇性出现脱落,心室率>心房率,也可以排除 AVRT、AT 或心房扑动而诊断室性心动过速,室性心动过速的多数 RR 间期基本规则,但在一些特殊情况下,如自律性室性心动过速或室性心动过速伴二度传出阻滞时也可表现为 RR 间期不等,重要的是厘清房室关系。

　　房室分离在诊断室性心动过速时特异性较高,但敏感性较差,其主要原因包括:①P 波重叠在 QRS-T 波群中难以辨认;②部分室性心动过速可伴室房 1:1 逆传。寻找 QRS-T 振幅较小的导联,有助于发现 P 波。逆行 P 波间歇性脱落也属于一种特殊状态的"房室分离",在鉴别宽 QRS 心动过速时有重要意义。

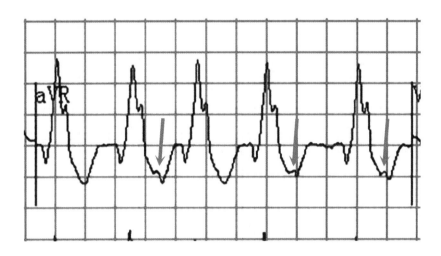

(命题、解析:叶沈锋　审校:严干新　翻译:汪凡)

题 87

患者为中年男性,因反复心动过速伴晕厥就诊。心动过速发作时动态 ECG 的记录片段如下所示。以下哪项诊断是正确的?

A. 室性心动过速
B. 心室扑动
C. 心室颤动
D. 心房扑动
E. 心房颤动

A middle-aged male patient presented with recurrent episodes of tachycardia and syncope. The following segment of the dynamic ECG was recorded during the tachycardia episodes. Which of the following diagnoses is correct?

A. Ventricular tachycardia
B. Ventricular flutter
C. Ventricular fibrillation
D. Atrial flutter
E. Atrial fibrillation

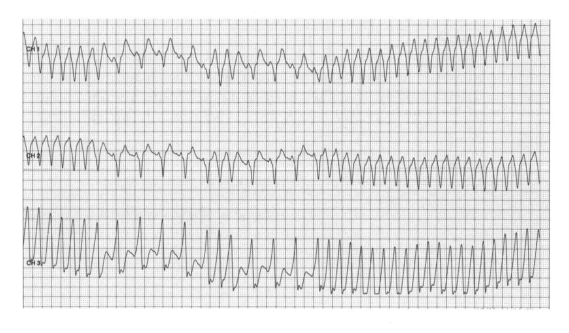

【正确选项:D】

解析:

宽 QRS 心动过速,由于 RR 间期不固定,可能会被误诊为心房颤动伴束支阻滞或心室预激。但本题中 RR 间期为固定的 2 种,长 RR 间期刚好等于短 RR 间期的 2 倍,因此可以排除心房颤动而考虑为心房扑动,QRS 起始粗钝,考虑存在显性旁路,心率快(260 次/分)时为心房扑动经旁路 1:1 传导,心率慢(130 次/分)时为心房扑动经旁路 2:1 传导,据此也可以推测出旁路前传不应期约为 230ms。

　　心房颤动或心房扑动伴极快速心室率时,心室预激与束支阻滞的鉴别尤为重要,因为两者在治疗方式的选择上截然不同。

(命题、解析:叶沈锋　审校:严干新　翻译:汪凡)

题 88

患者为老年男性,因急性胃肠炎就诊,胸痛待查,肌钙蛋白水平升高。以下哪项是 ECG 中宽 QRS 波群的诊断?

A. 间歇性左束支传导阻滞　　　　　　B. 间歇性心室预激

C. 加速性室性逸搏心律　　　　　　　D. 加速性交界性逸搏心律及左束支传导阻滞

E. 心室起搏心律

An elderly male patient presented to the hospital with acute gastroenteritis, chest pain of unknown origin, and elevated levels of cardiac troponin. What is the diagnosis of the wide QRS complex arrhymia in the following ECG?

A. Intermittent left bundle branch block

B. Intermittent ventricular pre-excitation

C. Accelerated idioventricular rhythm

D. Accelerated junctional escape rhythm with left bundle branch block

E. Ventricular pacing rhythm

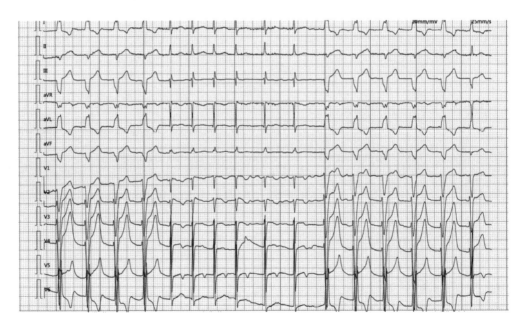

【正确选项:C】

解析:

ECG 未见 P 波,代之以振幅、频率不规则的 f 波,首先可以明确基础节律为心房颤动,QRS 主要呈两种形态,其中窄 QRS 的 RR 间期绝对不规则,符合心房颤动下传特点。

宽 QRS 呈类 LBBB 图形,起始未见钉样起搏信号,频率也不符合起搏器的常规设置,可排除心室起搏心律,容易误诊为间歇性心室预激/间歇性 LBBB,QRS 起始未见明显预激波,不符合心室预激特点,并且无论是间歇性 LBBB 还是间歇性心室预激,均符合心房颤动下传特点,即 RR 间期绝对不规则,但仔细观察可以发现本例 ECG 中宽 QRS 的 RR 间期绝对规则,部分伴融合波,因此可以排除间歇性 LBBB 及间歇性心室预激,考虑为起源于右束支附近的加速性室性逸搏心律。

(命题、解析:叶沈锋　审校:严干新　翻译:汪凡)

题 89

患者,男,65 岁,有肾功能不全病史,因反复心悸数年、再发 2h 就诊。ECG 记录如下所示。根据 ECG 判断,心动过速的性质是什么?

A. 房性心动过速或心房扑动   B. 顺向性房室折返性心动过速(OAVRT)

C. AVNRT   D. VT

A 65-year-old male patient with a history of chronic kidney disease presented with recurrent palpitations for several years. He sought medical attention within 2 hours of the latest episode. The ECG is recorded below. Based on the ECG, what is the nature of the tachycardia?

A. Atrial tachycardia or atrial flutter

B. Orthodromic atrioventricular reentrant tachycardia (OAVRT)

C. AVNRT

D. VT

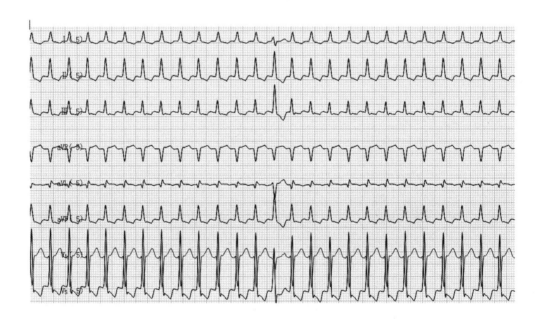

【正确选项:B】

解析:

窄 QRS 心动过速,频率约为 190 次/分,ECG 中未见明确 P 波,可能为 AVNRT、AVRT、AT 或心房扑动,很难进行鉴别。

　　但心动过速发作时可见 1 次室性期前收缩,心动过速未终止,很多人会因此排除 OAVRT,因为心室肌为 OAVRT 折返的组成部分, 室性期前收缩很容易终止 OAVRT, 而无论是 AVNRT、AT还是心房扑动,由于心室并非心动过速折返的组成部分,室性期前收缩,尤其是舒张晚期的室性期前收缩不会对其产生影响,本题 ECG 中室性期前收缩与心动过速的 QRS 几乎同步出现,形成心室融合波,相当于心内电生理检查时在心动过速发作时给予的 1 次 HIS 不应期内的心室刺激,对 AVNRT、AT 或心房扑动不会产生影响,但仔细观察可以发现,室性期前收缩后心动过速虽未终止,但其后的 QRS 提前出现(如图所示),说明该次室性期前收缩逆传提前激动了心房,导致心动过速被重整(其实心动过速并非未终止,而是在终止的同时又诱发了新的与之前一致的心动过速),由于此时 HIS 处于不应期,室性期前收缩只能通过旁路逆传,提示该心动过速为 OAVRT。

　　窄 QRS 心动过速在常规 ECG 中有时很难进行鉴别,尤其是 P 波不明显时,但仔细观察心动过速时的特殊现象,如期前收缩后的反应,可为心动过速的鉴别提供帮助。

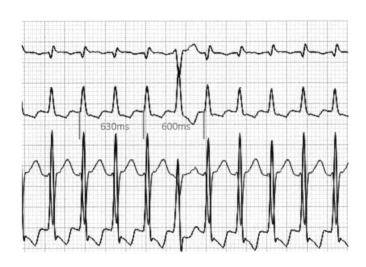

(命题、解析:叶沈锋　　审校:严干新　　翻译:汪凡)

题 90

患者,男,64 岁,因间歇性心悸、不适 1 年就诊。根据 ECG,以下哪些选项是正确的?

A. 窦性心律　　　　　　　　　　B. 心房颤动

C. 心房扑动　　　　　　　　　　D. 心室差异性传导

E. 室性期前收缩

A 64-year-old male patient presented with intermittent palpitations and discomfort for the past year. Based on the following ECG, which of the following options are correct?

A. Sinus rhythm　　　　　　　　B. Atrial fibrillation

C. Atrial flutter　　　　　　　　D. Ventricular aberrant conduction

E. Ventricular premature contraction

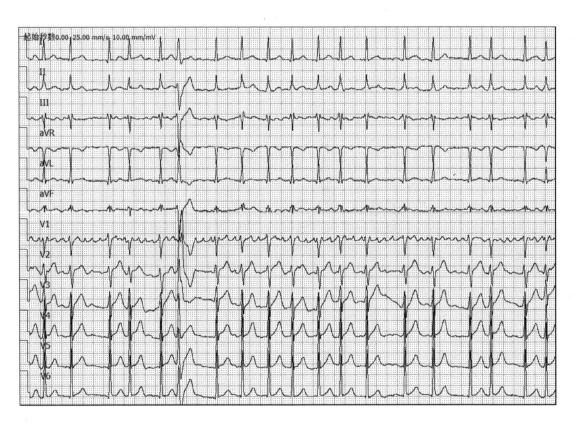

【正确选项:BD】

解析：

本题 ECG 上无规律 P 波出现,V1 导联可见大小不一、形态不规则的 f 波,RR 间期绝对不规整,诊断为心房颤动心律。R6 为提前出现的宽大畸形 QRS 波,呈类 RBBB 图形,可能为差异性传导或室性期前收缩。心脏传导系统的不应期随心动周期变化而变化,较长的心动周期后不应期较长,较短的心动周期不应期较短。在 1 个长 RR 间期之后突然出现 1 个短 RR 间期,后一次激动则容易遭遇心室肌不应期而发生室内差异性传导,即 Ashman 现象。本题 ECG 为心房颤动伴快速心室率,RR 间期绝对不均齐,传导系统的不应期随之变化,较长的 RR(R4-R5)间期后相对不应期延长,如果下一跳 RR 间期较短(R5-R6),QRS 波群就会落在传导相对不应期上,引起差异性传导。心房颤动伴差异性传导的 ECG 特点如下:①常表现为心房颤动长 RR 间期后提前(短 RR 间期)出现的宽大畸形 QRS 波;②右束支不应期相对较长,差异性传导多呈类 RBBB 图形;③RBBB 型差传起始向量与基础 QRS 波相同;④心房颤动伴差传后常无长间歇;⑤室内差异性传导多出现在心房颤动伴快速心室率时;⑥若心房颤动基础 QRS 波畸形,则发生差传后 QRS 波更加宽大畸形。

(命题:上官文锋 王建勇　审校:严干新　翻译:汪凡　解析:刘彤)

题 91

患者,男,74 岁,因间歇性心悸、不适 10 年就诊。根据 ECG,以下哪些诊断是正确的?

A. 窦性心律   B. 心房颤动

C. 心房扑动   D. 差异性传导

E. 室性期前收缩

A 74-year-old male patient with a history of intermittent palpitations and discomfort for the past 10 years sought medical attention. Based on the ECG, which of the following diagnoses are correct?

A. Sinus rhythm   B. Atrial fibrillation

C. Atrial flutter   D. Aberrant conduction

E. Premature ventricular contractions

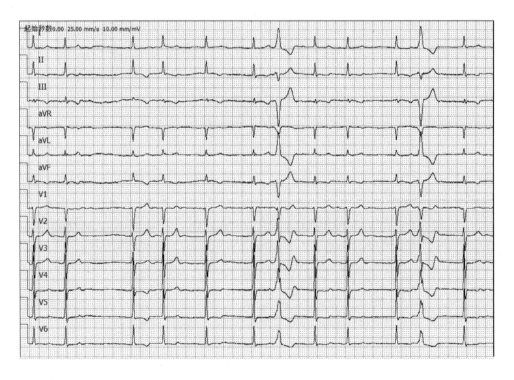

【正确选项:BE】

解析:

阅读 ECG 可以发现,无规律 P 波出现,RR 间期绝对不规整,诊断为心房颤动心律,当心房颤动持续时间较长时,心房颤动 f 波可不明显。R7、R11 为宽大畸形 QRS 波,考虑为室性期前收缩或差异性传导。心房颤动伴室性期前收缩的 ECG 特点如下：①联律间期较固定，常呈室性期前收缩二联律；②室性期前收缩初始向量与基础 QRS 波不同；③室性期前收缩后常有长代偿间歇；④QRS 波形态与既往室性期前收缩形态相同；⑤常在心房颤动伴缓慢心室率时出现；⑥室性期前收缩 QRS 间期多>0.16s。R7、R11 联律间期相对固定，起始向量基础窄 QRS 波形态不同，而后有较长代偿间期，在缓慢心室率时出现，以上特征均符合室性期前收缩特征。故本题选择选项 **B** 和 **E**。

（命题：上官文锋　王建勇　审校：严干新　翻译：汪凡　解析：刘彤）

题 92

患者,男性,间歇性心悸、不适 5 年,胸痛 5h 到急诊就诊。根据以下 ECG,哪些诊断是正确的?

A. 窦性心律　　　　　　　　　　B. 心房颤动

C. 窦性心动过缓　　　　　　　　D. 交界性逸搏心律

E. 三度房室传导阻滞　　　　　　F. ST-T 改变

　　A male patient with intermittent palpitations for 5 years presented to the emergency room with chest pain lasting 5 hours. Based on the following ECG, which of the following diagnoses are correct?

　　A. Sinus rhythm　　　　　　　　B. Atrial fibrillation

　　C. Sinus bradycardia　　　　　　D. Junctional escape rhythm

　　E. Third-degree atrioventricular block　　F. ST-T changes

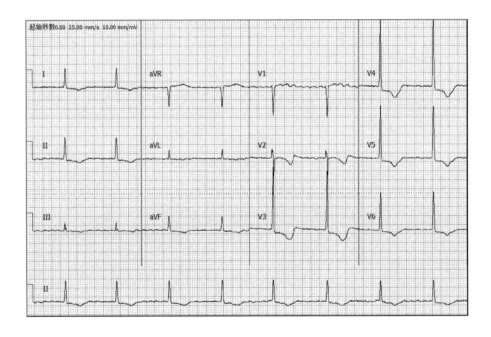

【正确选项:BDEF】

解析:

　　仔细阅读 ECG 发现,无规律出现的 P 波,V1 导联可见大小不同、形态各异的 f 波,考虑基础心律为心房颤动心律。心房颤动的 ECG 表现为 RR 间期绝对不整,但该患者 RR 间期匀齐且心室率缓慢(RR 规律出现,RR 间期约为 1240ms,心室率为 48 次/分),考虑心房颤动 f 波未能下传心室,提示心房颤动合并三度房室传导阻滞;患者 QRS 波较窄,约为 80ms,逸搏心率为 48 次/分,考虑患者逸搏点源于房室交界区,为交界性逸搏心律。心房颤动伴三度房室传导阻滞需排除洋地黄中毒,应仔细追问患者是否有洋地黄药物服用史,有条件时可查洋地黄浓度。此例患者有胸痛症状,Ⅰ、Ⅱ、Ⅲ、aVF、V2~V6 导联 ST 段压低伴 T 波倒置,aVR、V1 导联 ST 段抬高,呈"8+2"现象,考虑可能为严重心肌缺血引起三度房室传导阻滞,下一步需植入临时起搏器,急查心肌酶,行冠状动脉造影,以明确患者的冠状动脉情况。

(命题:上官文锋　王建勇　审校:严干新　翻译:汪凡　解析:刘彤)

题 93

患者,男,85 岁,因心悸 10 年、胸闷 1 个月入院。根据以下 ECG,哪些诊断是正确的?

A. 窦性心律
B. 心房颤动
C. 多形性室性心动过速
D. 预激伴心房颤动
E. 完全性左束支传导阻滞

An 85-year-old male patient with palpitations for 10 years was admitted to the hospital with a month of chest tightness. Based on the following ECG, which of the following diagnoses are correct?

A. Sinus rhythm
B. Atrial fibrillation
C. Polymorphic ventricular tachycardia
D. Pre-excitation with atrial fibrillation
E. Complete left bundle branch block

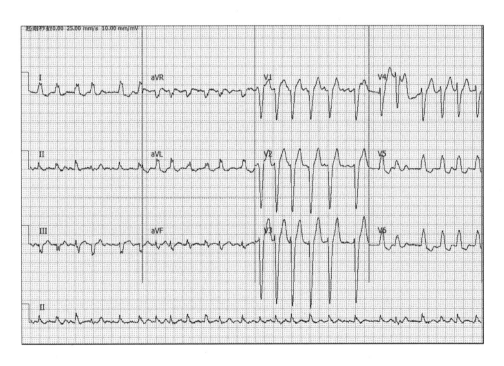

【正确选项:BE】

解析:

ECG 呈宽 QRS 波心动过速,P 波消失,部分导联可见大小不一、形态不规则的 f 波,考虑为心房颤动节律;QRS 波时限为 0.12s, Ⅰ 、aVL 导联呈宽大 R 型伴顿挫,V1 导联呈 rS 型,V6 导联呈宽大 R

波,呈完全性 LBBB 图形,诊断为心房颤动伴完全性 LBBB。左束支接受双重供血,临床上,完全性 LBBB 多见于器质性心脏病患者。完全性 LBBB 会掩盖心肌缺血,怀疑 LBBB 合并急性心肌梗死时可参照 Barcelona 标准:①任一导联 ST 段同向偏移≥0.1mV;②QRS 低电压(R 波或 S 波≤6mm)时,ST 段反向偏移≥0.11mV。上述任一条件达到标准即可诊断急性心肌梗死,特异性为 89%~94%,敏感性为 93%~95%。

(命题:上官文锋 王建勇　审校:严干新　翻译:汪凡　解析:刘彤)

题 94

根据 ECG,以下哪项诊断是正确的?

A. 窦性心律

B. 多形性房性心动过速

C. 多形性室性心动过速

D. 预激伴心房颤动

E. 左束支传导阻滞

Based on the following ECG, which of the following diagnoses is correct?

A. Sinus rhythm

B. Polymorphic atrial tachycardia

C. Polymorphic ventricular tachycardia

D. Preexcitation with atrial fibrillation

E. Left bundle branch block

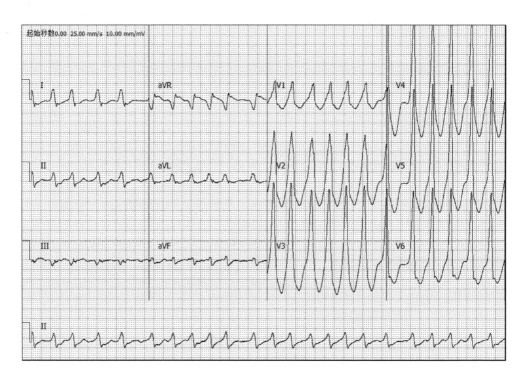

【正确选项:D】

解析:

心电图呈宽 QRS 波心动过速,QRS 波群宽大畸形,部分导联起始似见预激波,心室率快速而不规则,QRS 波形态多变,但同一导联主波向量基本一致,考虑为预激伴心房颤动。

预激综合征伴心房颤动的特点及诊断:QRS 波群宽大畸形,其前有预激波;心室率快速而不规则,通常>200 次/分;可见 f 波(R-R 间隔长者较明显);QRS 波群形态不一,可见宽大的 QRS 波、正常的 QRS 波和介于二者之间的 QRS 波(融合波);隐匿性预激 QRS 波不宽,无预激波,心室率通常不快,f 波较明显;常有心动过速史;发作前后有预激 ECG;多无器质性心脏病。

预激综合征伴心房颤动为危及生命的恶性心律失常,易发生心室颤动,如血流动力学不稳定,首选电复律;如血流动力学稳定,可选择普罗帕酮、伊布利特等药物复律,禁用地高辛、维拉帕米、地尔硫䓬、倍他乐克,不推荐应用 β 受体阻滞剂,静脉胺碘酮应慎用;对预激综合征患者,特别是从事高危职业或竞技体育运动员应进行危险分层,行电生理检查,如果应用异丙肾上腺素后,心房颤动最短 RR 间期<250ms,或旁路不应期<250ms,或存在多旁路可诱发旁路介导的心动过速,都属于高危患者,应行射频消融治疗(Ⅰ类推荐);对于心电不同步导致左心室功能不全患者,亦应行射频消融术(Ⅱa 类推荐)。

(命题:上官文锋 王建勇　审校:严干新　翻译:汪凡　解析:刘彤)

题 95

患者,女,50 岁,因昏迷 1h 就诊。血压为 115/75mmHg,心率为 126 次/分,血氧饱和度为 97%。急诊 ECG 如下所示,以下哪项是最可能的诊断?

A. 室性心动过速

B. 高钾血症

C. 三环类抗抑郁药中毒

D. 室上性心动过速伴完全性右束支传导阻滞

A 50-year-old female patient presented with coma for an hour. Her blood pressure was 115/75mmHg, heart rate 126bpm, SO_2 97%. The emergency ECG is as follows. What is the most likely ECG diagnosis for this patient?

A. Ventricular tachycardia

B. Hyperkalemia

C. Tricyclic antidepressant poisoning

D. Supraventricular tachycardia with complete right bundle branch block

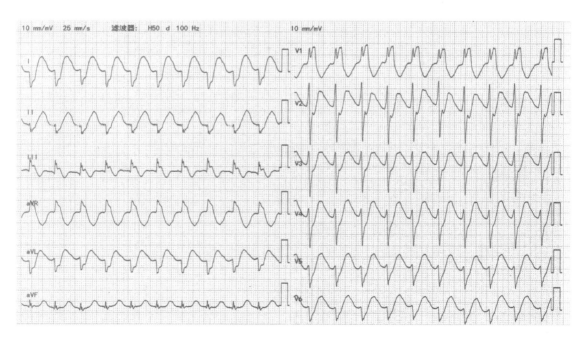

【正确选项:C】

解析：

如 ECG 所示：①不见显性 P 波；②QRS 波特征为显著增宽≥160ms，QRS 波后半段最为错折平宽；RR 间期规则，为 126 次/分；胸前导联 V1 呈单相 R 波，有深宽切迹，似高大的"丑"征；V2~V3 呈 RS 型；V4~V6 呈 rS 型；肢体导联Ⅱ呈 rsr'S 型，前 3 个小波极小；aVR 呈 qR 型，q 波极小；电轴约+170°，极度右偏；③T 波圆顿切迹；④QT/QTC 间期延长。

显而易见，此题的诊断是宽 QRS 波心动过速，即 QRS 波≥120ms，RR 间期>100 次/分。其通常需要与下列疾病进行鉴别诊断：①室性心动过速；②室上性心动过速伴束支传导阻滞或室内差异传导（即生理性或功能性束支传导阻滞）；③室上性心动过速伴不定型室内传导阻滞，包括各种心脏疾病，如扩张型心肌病或风心病；各种心外因素，如严重高钾血症的"窦–室传导"，或Ⅰ类 Na^+ 通道阻滞剂/Ⅲ类 K^+ 通道阻滞剂抗心律失常药物；④心室起搏心律；⑤预激性心动过速，旁路前传。

直观的体表 ECG 是快速诊断的基础，但其往往缺乏"一锤定音"的能力，需要结合病史询问和体格检查，尤其在常规的 10s ECG 时，适用"最有可能"定性心电诊断。具体到本题，首先优先考虑的是选项 **A**。因为室性心动过速占宽 QRS 波心动过速的比例高达 80%，且其可能产生的直接临床后果也最紧急、最严重。按照最新的、认可度较高的"室性心动过速积分法"诊断流程，V1 导联呈单相 R 型，+1 分；V2V3 导联呈 RS 型，+0 分；aVR 导联 R 波前有极小 q 波，+0 分；Ⅱ导联 QRS 波第 1 达峰时间<50ms，+0 分；未见房室分离，+0 分。最终得分为 1 分，这是个模棱两可的可疑结果。但值得注意的是，126 次/分室率的室性心动过速，一定不会导致持续昏迷和血氧饱和度下降的临床后果。

选项 **B** 可能存在混淆。"窦–室"传导时，心房波渐小以至于消失；而 QRS 波渐宽且以后半段为主，已呈弥漫性室内传导阻滞，其 R 波渐小而 s 波渐大，或部分已呈 rS 型，S(s)波均呈"胖、宽"形或"平、宽"状；另外，RR 间期可有多种组合变化。此例符合上述变化特征，类似"快速规则"型，但 QRS 波起始部传导延迟似碎裂波，关键是 T 波形态并非"尖耸窄底"型且 QT/QTc 间期延长，不符合高钾血症的心电图特征。临床同样不支持诊断。

最不可能正确的是选项 **D**。当"完全性 RBBB"时，心室内主体向量先向左下后快速传导，而后阻滞向量向右上前缓慢传导。因左心室远大于右心室，故 V6 导联呈 rS 且 r 波极小和 QRS 波电轴极度右偏约+170°，以及 QRS 波如此顿挫平宽的组合几乎不可能出现。

最有可能的是选项 **C**。当发生三环类抗抑郁药中毒时，也可引起宽 QRS 波心动过速，ECG 表现多见：①心动过速，主要是窦性心动过速，也可见心房扑动/心房颤动等；②不定型室内传导阻滞，V1 类"完全性 RBBB"型、电轴极度右偏、aVR 呈 qR 或 R 型、V6 呈 rS 型；③QT/QTC 间期延长，该类药物是 Na^+ 通道阻滞剂，因影响快 Na^+ 通道抑制 Na^+ 内流，减慢/改变 Na^+ 控制的希–浦系统的传导速度/方向，其中包括束支和浦氏纤维网，甚至心室肌，导致不定型室内传导阻滞出现；同时，能够影响心室复极,导致 QT 间期延长。本例 ECG 符合上述心电特征。因此,当 ECG 上出现不定型宽 QRS 心动过速+QT 间期延长,再配合关键的"持续昏迷+血压下降+血氧饱和度降低",考虑药物中毒的可能性最大。

此外,提醒大家注意的是,aVR 呈 R 型等"无人区"电轴表现是诊断室性心动过速的强有力证据,但这是建立在浦氏纤维网-心室肌传导正常状态下的。而 Na^+ 通道阻滞剂中毒所致心室内阻滞也经常出现这种 ECG 表现,二者无法据此做出鉴别诊断。

(命题:赵运涛　审校:严干新　翻译:汪凡　解析:沈灯)

题 96

患者,男,19岁,因突发四肢无力、无法行走 2h 入院。患者无言语不清,无黑蒙、晕厥,无胸闷、胸痛,无腹泻;既往有类似发作病史,家族成员无类似病史。体格检查:伸舌居中,对答切题,病理征(−),指鼻试验(−),心肺查体(−),上肢肌力 3 级,下肢肌力 2 级。ECG 如下所示。以下哪项是可能的诊断?

A. 低钾血症   B. 洋地黄中毒

C. 应激性心肌病   D. 长 QT 间期综合征

E. 心内膜广泛缺血(左主干次全闭塞)

A 19-year-old male patient was admitted to the hospital due to a sudden onset of limb weakness and inability to walk for 2 hours. The patient had no slurred speech, amaurosis, syncope, chest tightness, chest pain, or diarrhea. He had a history of similar attacks in the past, and his family members had no similar history. Physical examination showed that tongue extension was in the middle, answers to the questions, pathological signs (−), finger nose test (−), cardiopulmonary examination (−), upper limb muscle strength grade 3, lower limb muscle strength grade 2. The ECG is as below. What is the possible diagnosis?

A. Hypokalemia

B. Digitalis poisoning

C. Stress cardiomyopathy (Takotsubo cardiomyopathy)

D. Long QT syndrome

E. Extensive endocardial ischemia (left main subtotal occlusion)

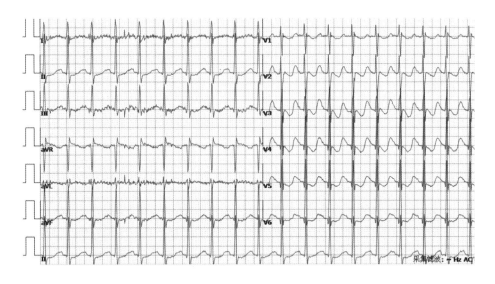

【正确选项:A】

解析 1(赵运涛)：

ECG 呈现弥漫性的 ST 压低，且压低的导联大于 8 个，aVR 导联 ST 段抬高，符合 8+2 的改变。2017 年 ESC 急性 ST 段抬高型心肌梗死指南指出，静息 ECG 表现为多导联 ST 段压低(至少 8 个导联)、aVR 和(或)V1 导联 ST 段抬高，即所谓的"8+2"模式 ECG 改变，为左主干病变的特征性改变。然而，在临床中"8+2"的鉴别诊断如下：左主干次全闭、回旋支近端次全闭、前降支近端病变、应激性心肌病、低钾血症、急性肺栓塞、洋地黄化等。

对于没有胸痛症状的"8+2"模式 ECG，千万不要轻易做出心肌梗死的诊断。本例患者为 19 岁男性，没有胸痛的表现，选项 E 左主干次全闭塞显然是不合适的。"8+2"模式只是表象，虽然其病因如此之多，但是结合该患者的临床症状，可以明确诊断。该患者的 ECG 还有一个显著的特点就是有明显的 QT 间期延长，QTc 间期延长至 583ms，结合该患者为青年男性，反复发生四肢乏力，肌力下降，符合低钾周期性瘫痪。该病多见于亚洲青年男性。经检测，该患者的血钾水平为 2.0mmol/L，补钾后肌力及 ECG 恢复正常。

鱼钩样改变仅提示洋地黄化而非洋地黄中毒，且该 ECG 并不符合鱼钩样改变，没有频发室性期前收缩、AT 伴不同比例的房室传导阻滞等洋地黄中毒的特征性 ECG 表现和洋地黄中毒的临床表现，患者没有服用洋地黄的病史，洋地黄中毒显然无从谈起。

应激性心肌病多见于绝经后的女性患者，女性以精神应激多见，男性以躯体应激多见。虽然 ECG 表现也可出现 QT 间期延长，但应激性心肌病患者的 aVR 导联往往是压低的，T 波深倒置在 V3~V4 导联最明显；因应激性心肌病较少累及基底部，故 V1 导联很少出现 T 波倒置。该患者的病史及 ECG 特点均不符合应激性心肌病。

最后需要鉴别的是长 QT 综合征。先天性长 QT 间期综合征伴 K^+ 通道变异的患者多在运动、铃声、唤醒、情绪激动时发病，Na^+ 通道变异的患者多在休息、睡眠中发病。该患者无反复晕厥的病史及猝死家族史，更符合获得性长 QT 综合征的低钾血症表现。因此，多导联 ST 段压低伴 aVR 和(或)V1 导联 ST 段抬高，这种被称为"8+2"ECG 改变的现象绝不仅见于左主干次全闭和三支病变。因此，不能机械地套用"8+2"来诊断左主干病变；无论是哪种类型的"8+2"，都必须结合临床症状。

解析 2(沈灯)：

ECG 呈现弥漫性的 ST 压低，且压低的导联大于 8 个，aVR 抬高，符合"8+2"的改变。2017 年 ESC 急性 ST 段抬高型心肌梗死指南指出，静息 ECG 表现为多导联 ST 段压低(至少 8 个导联)、aVR 和(或)V1 导联 ST 段抬高，即所谓的"8+2"模式 ECG 改变，为左主干病变的特征性改变。然而，在临床中"8+2"的鉴别诊断包括以下：左主干次全闭、回旋支近端次全闭、前降支近端病变、应激性心肌病、低钾血症、急性肺栓塞、洋地黄化等。

对于没有胸痛症状的"8+2"模式 ECG，千万不要轻易做出心肌梗死的诊断。且该患者是 19 岁男性，没有胸痛的表现，选项 E 左主干次全闭塞显然是不合适的。"8+2"模式只是表象，虽然其病因如此之多，但是结合该患者的临床症状，可以明确诊断。该患者的 ECG 还有一个显著的特点就是有明显的 QT 间期延长，QTC 延长至 583ms，结合该患者为青年男性，反复出现四肢乏力，肌力下降，符合低钾周期性瘫痪，该病多见于亚洲青年男性。经检测，该患者的血钾水平为 2.0mmol/L，补钾后肌力及 ECG 恢复正常。

鱼钩样改变仅提示洋地黄化而非洋地黄中毒，且该 ECG 并不符合鱼钩样改变，没有频发室性期前收缩、AT 伴不同比例的房室传导阻滞等洋地黄中毒的特征性 ECG 表现和洋地黄中毒的临床表现，更没有服用洋地黄的病史，洋地黄中毒显然无从谈起。

应激性心肌病多见于绝经后的女性患者，女性以精神应激多见，男性以躯体应激多见。虽然 ECG 表现也可出现 QT 间期延长，但应激性心肌病患者的 aVR 导联往往是压低的，T 波深倒置在 V3~V4 最明显，因应激性心肌病较少累及基底部，故 V1 导联很少出现 T 波倒置，该患者的病史及 ECG 特点不符合应激性心肌病。

最后需要鉴别的是长 QT 综合征。先天性长 QT 间期综合征伴 K+ 通道变异的患者多在运动、铃声、唤醒、情绪激动时发病，Na+ 通道变异的患者多在休息、睡眠中发病，该患者无反复晕厥的病史及猝死家族史，更符合获得性长 QT 综合征的低钾血症表现。因此，多导联 ST 段压低伴 aVR 和（或）V1 导联 ST 段抬高，这种被称为"8+2"ECG 改变的现象绝不仅仅见于左主干次全闭和三支病变。因此，不能机械地套用"8+2"来诊断左主干病变；无论是哪种类型的"8+2"都必须结合临床症状。

（命题、解析：赵运涛 沈灯 审校：严干新 翻译：汪凡）

题 97

患者,男,75 岁,因胸部不适半小时就诊。ECG 如下所示,以下哪项进一步处理是正确的?

A. 急诊冠状动脉造影　　　　　　　B. 急查肌钙蛋白

C. 床旁超声心动图　　　　　　　　D. 急查肺动脉 CTA

E. 再次复查 ECG

A 75-year-old man presented with chest discomfort for half an hour. The ECG is as below, which of the following options is the best next step?

A. Emergency coronary angiography　　B. Urgent troponin testing

C. Bedside echocardiography　　　　　D. Urgent pulmonary CTA

E. Repeat ECG

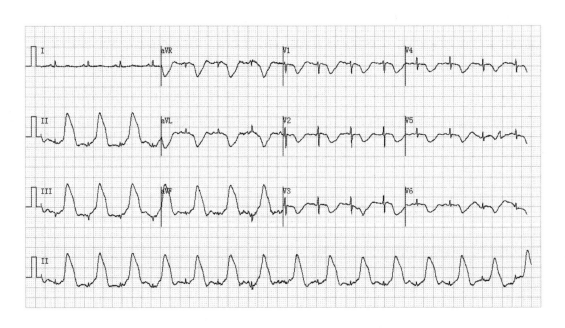

【正确选项:E】

解析:

　　如本例 ECG 所示,窦性心律为 88 次/分;PR 间期≤120ms;肢体导联低电压,左胸导联呈 rs 型;广泛导联的 T 波改变,以及 QT/QTc 显著延长。显然,后者是关注重点。优先选择选项 E,即再次复查 ECG。更确切的表达应是立即重新进行 ECG:①除 I 导联外,几乎所有导联 T 波形态呈现前支较后支陡峭的特征,即前支斜率>后支。通常情况下,在 QRS 波呈"室上性"的情况下,除部分

"尼加拉瓜瀑布"样 T 波等极少数情况外,无论 T 波形态正常与否,都是前支斜率≤后支;同时,ST 段斜率角度怪异且不一;②除 I 导联外,几乎所有导联 QT 间期显著延长且固定。虽然 12 导联 ECG 经常发现 QT 间期离散,但其只有 1 个导联"与众不同"却绝少见到。此例中 I 导联的 QT/QTc 及 ST/T 均呈正常状态;③肢体导联中 T II ≠ T I +T III;胸前导联 QRS 波呈"室上性",而 T 波全部倒置且形态/振幅几乎相同。这些都与 ECG 常理相悖。据此,可判定这不是异常的 T 波变化,而是规律性的巨大伪差,即所谓的干扰波重叠覆盖于 ST/T 上所致。

产生干扰波的原因很多,包括交电类干扰,各种肌电干扰,不同的发射性电信号,如脑电起搏脉冲等。导联电极连接质量也是导致伪差重要且常见的原因。

1.常规 12 导联体系简介

黄-红-绿夹 3 个电极在额面组成 6 个肢体导联,包括 3 个双极导联:I 导联,黄+,红-;II 导联,绿+红-;III 导联,绿+黄-。3 个单极导联 aVR,红+;aVL,黄+;aVF,绿+。另一个黑夹电极则是无干电极。

红-紫吸球 6 个电极在水平面一一对应 V1~V6(前+后-)导联,组成 6 个胸前单极导联。

与本例相关的 ECG 特征:①无论是心电波形(包括 P/QRS/T 波)还是干扰波形,只要导联不被错接,因投影角度关系,波形 II (60°)=I(0°)+III(120°)和波形 aVR(210°)+aVL(330°)+aVF(90°)=0;②当 QRS-T 波来源于室上性激动下传时,正常/各种异常状态下,T 波可全部直立或倒置,但极少形态及振幅一致。除非来源于心室的前部或后部的室性心律,T 波随着宽 QRS 波的向下或向上同向性而保持一致。

2.因导联连接质量不佳而引起伪差的特点

1 个/多个电极出现连接质量问题,则与这个电极/这些电极相关导联出现伪差,而其他导联正常。例如,红夹电极 I 、II 和 aVR 导联出现伪差而其他导联正常;黄夹-绿夹和红球/紫球电极在 I 、II 、III 、aVL、aVF 及 V1/V6 导联出现伪差;黑夹无干电极出现连接质量问题,则所有导联同时出现伪差;伪差会因为连接质量呈偶尔/间歇性/持续性存在,而在相关导联一过性/间断性/一直出现。

具体到本例,前述理由已证明为持续性涉及所有导联的巨大的 ST/T 上的伪差。这是因为导联连接线绷得过紧又恰到好处,每次 QRS 波出现,即意味着心脏跳动、牵拉都能使黑夹无干电极顺速上拉又立即较慢恢复;通常认为只有 I 导联没有伪差,然而这并不一定是真实的。因为不仅黑夹电极肯定会影响所有导联,而且只要在黄夹和(或)红夹相关的 II /III/aVR/aVL 导联中出现伪差,I 导联(黄+红-)中也必定出现伪差。实际上,根据伪差 T II (60°)=伪差 T III (120°)和伪差-TaVR(30°)=伪差-TaVL(150°),说明此伪差向量在额面呈 90°,即自上而下正向传导的(非左非右),正好垂直于 I 导联,故伪差 T I (0°)=0,本身 T I 未被掩盖。如此,伪差 T II =伪差 T I +伪差 T III 和伪差 T II ≠本身 T I +伪差 T III 都成立;胸前导联伪差 T 波全部倒置且形态/振幅几乎相同,说明在水平面,此伪差向量是自前而后正向传导(非左非右)。综上所述,由于黑夹电极受牵拉–回复影响,伪差向量向正后下方,偏向垂位方向传导;受黑夹电极规律性影响,部分导联还出现一过性或间断性较小的伪差,如 V5 导联。

沈灯老师更新版

解析:

本例心电图所见:窦性心律 88 次/分,PR 间期≤120ms;肢体导联低电压,左胸导联呈 rs 型;广泛导联的 T 波改变,以及 QT/QTc 显著延长。显然,后者是关注重点。因为如下心电现象,使我们优先选择了选项 E,再次复查心电图。更确切地表达应是马上重做心电图。除 I 导联外几乎所有导联 T 波形态呈现前支较后支陡峭的特征,即斜率前支>后支。通常,在 QRS 波室上性的情况下,除部分"尼加拉瓜瀑布型"T 波等极少数外,T 波形态无论正常与否,都是斜率前支≤后支而绝少相反;同时,ST 段斜率角度怪异且不一。除 I 导联外几乎所有导联 QT 间期显著延长且固定。虽然 12 导联心电图经常发现 QT 间期离散度,但其只有 1 个导联"与众不同"却绝少见到。此例中 I 导联的 QT/QTc 以及 ST/T 均呈正常状态。肢体导联中 TⅡ≠TⅠ+TⅢ;胸前导联 QRS 波呈室上性而 T 波全部倒置且形态/振幅几乎相同。这些都和心电常理相悖。据此,可判定这不是异常的 T 波变化,而是规律性的巨大伪差即所谓干扰波重叠覆盖于 ST/T 上所致。

产生干扰波的原因很多,包括交电类干扰;各种肌电干扰;不同的发射性电信号如脑电起搏脉冲等。导联电极连接质量也是导致伪差的重要的常见原因。

1.常规 12 导联体系简要

黄–红–绿夹 3 个电极在额面组成 6 个肢体导联,包括 3 个双极导联:Ⅰ,黄+、红–;Ⅱ,绿+、红–;Ⅲ,绿+、黄–。3 个单极导联,aVR,红+;aVL,黄+;aVF,绿+。另一个黑夹电极则是无干电极。

红~紫吸球六个电极在水平面——对应 V1~V6(前+后–)导联组成 6 个胸前单极导联。

与本例相关的心电特征 ①无论是心电波形,包括 P/QRS/T 波还是干扰波形,只要导联不被错接,因投影角度关系则波形Ⅱ(60°)Ⅰ(0°)Ⅲ(120°)和波形 aVR(210°)+aVL(330°)+aVF(90°)=0。②当 QRS–T 波来源于室上性激动下传时,正常/各种异常状态下,T 波可全部直立或倒置,但绝少形态–振幅一致。除非来源于心室的前面或后部的室性心律时,则 T 波随着宽 QRS 波的向下或向上同向性而保持一致。

2.因导联连接质量不佳而引起伪差的特点

一个/多个电极出现连接质量问题,则和这个电极/这些电极相关导联出现伪差,而其他导联正常。如红夹电极则Ⅰ、Ⅱ和 aVR 导联出现伪差而其他导联正常;再如黄夹–绿夹和红球/紫球电极则就在Ⅰ、Ⅱ、Ⅲ、aVL、aVF 以及 V1/V6 导联出现伪差;黑夹无干电极出现连接质量问题,则所有导联同时出现伪差;伪差会因为连接质量呈偶尔/间歇性/持续性存在而在相关导联一过性/间断性/一直出现。

　　具体到本例分析：前述理由已证明为持续性涉及所有导联的巨大的 ST/T 上的伪差。这是因为导联线连接线绷得过紧又恰到好处，每次当 QRS 波出现，即意味着心脏跳动牵拉都能使黑夹无干电极顺速上拉又马上较慢回复所致。绝大多数意见都认为只有Ⅰ导联没有伪差，一目之下确实如此。然而眼见并不一定为实！因为按照上述，且不说黑夹电极肯定影响所有导联；只要在黄夹和（或）红夹相关的Ⅱ/Ⅲ/aVR/aVL 导联中出现伪差，Ⅰ导联（黄+红−）中也必定出现。"没有"的真相是：根据伪差 TⅡ（60°）=伪差 TⅢ（120°）和伪差−TaVR（30°）=伪差−TaVL（150°），说明在额面此伪差向量是 90°即自上而下正向传导（非左非右），正好垂直于Ⅰ导联，故伪差 TⅠ（0°）=0，本身 TⅠ未被掩盖。如此，伪差 TⅡ=伪差 TⅠ+伪差 TⅢ和伪差 TⅡ≠本身 TⅠ+伪差 TⅢ都成立；胸前导联伪差 T 波全部倒置且形态/振幅几乎相同，说明在水平面此伪差向量是自前而后正向传导（非左非右）。综合两者，由于黑夹电极受牵拉−回复影响，伪差向量向正后下方，偏向垂位方向传导。受黑夹电极规律性影响整体之外，图形显示部分导联还出现一过性或间断性较小的伪差，如 V5 导联。

　　　　　　　　　　（命题：赵运涛　审校：严干新　翻译：汪凡　解析：沈灯）

题 98

患者,男,55 岁,有风湿性心脏病、阵发性心房颤动病史,因心悸伴呼吸困难 3h 入院。入院 ECG 如下所示,与该心律失常最相关的药物是什么?

A. 地高辛   B. 呋塞米

C. 维拉帕米   D. 胺碘酮

E. 普罗帕酮

A 55-year-old male patient with a history of rheumatic heart disease and paroxysmal atrial fibrillation was admitted to the hospital due to palpitation and dyspnea for 3 hours. The admission ECG is as follows, what is the most likely drug associated with this arrhythmia?

A. Digoxinw   B. Furosemide

C. Verapamil   D. Amiodarone

E. Propafenone

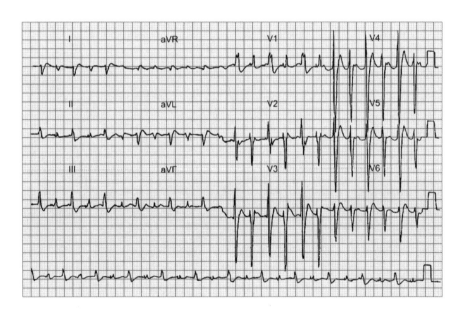

【正确选项:A】

解析 1(赵运涛):

ECG 上的 P 波不明显,未见明显的房室传导关系,QRS 波增宽>120ms,RR 间期基本规则,频率是 150 次/分,电轴右偏,V1 导联呈单相 R 波,有深宽切迹,肢体导联及胸导联呈现出两种形态的宽 QRS 波,在胸导联可见 QRS 波群主波方向上下交替变化,在 V3 导联最为明显,胸导联可见分离的 P 波(箭头所示),支持房室分离,以上特点符合双向性室性心动过速(BVT)的诊断。

BVT 多见于洋地黄中毒、乌头碱中毒,以及家族遗传性儿茶酚胺敏感性室性心动过速(CPVT)扩张型心肌病、心肌炎、冠心病等严重器质性心脏病,还可见于低钾性周期性麻痹、Anderson-Tawil 综合征、心室肿瘤、附子中毒等,也可见于无明显心脏疾病者。其最经典的机制为迟后除极 DAD 介导的"乒乓"机制。该患者没有服用乌头碱的病史。而与 CPVT 相关的 BVT 一般由运动诱发,通过儿茶酚胺介导,是一种常染色体显性遗传的离子通道病。有文献报道,此类患者发病早,到 30 岁时死亡率已高达 30%,与该患者的临床特点并不相符。维拉帕米为 Ca^{2+} 通道阻滞剂,以房室传导阻滞多见,而胺碘酮易因 QT 间期延长而出现 TdP,而普罗帕酮中毒的心电图常表现为 Na^+ 通道阻滞所致心室内阻滞,而呈宽 QRS 波心动过速的 ECG 表现,且常有清晰的房室顺序传导关系。使用呋塞米后可出现低钾,虽有文献报道低钾所致的双向室性心动过速,但该患者的血钾水平并不低。结合该患者有风湿性心脏病、心房颤动病史,题目中虽未提及患者有洋地黄用药史,但其实该患者使用地高辛控制心室率,所以该患者的双向室性心动过速最可能是由使用地高辛引起的。

1922 年,Schwensen 首次报道了 1 例 BVT 病例,该病例是由洋地黄中毒导致的心律失常。其机制为地高辛抑制了 Na^+-K^+-ATP 酶,导致细胞内 Na^+ 增加,进而钠钙交换增加,细胞质中过量 Ca^{2+} 即可触发肌质网向细胞质中释放 Ca^{2+}。地高辛还可促使 RyR2 受体保持开放状态,增加 Ca^{2+} 内流。细胞内 Ca^{2+} 增加是地高辛产生心肌正性肌力作用的原因,也是 4 期 DAD 的原因,进而触发多态 VT 或 BVT。而洋地黄中毒患者应立即停用洋地黄,补钾和补镁。由于洋地黄中毒所致快速心律失常往往合并或潜在合并缓慢心律失常,并不适宜首选胺碘酮治疗,抗心律失常药物首选利多卡因静脉推注后持续静脉滴注,若效果不佳,可改用其他抗心律失常药。

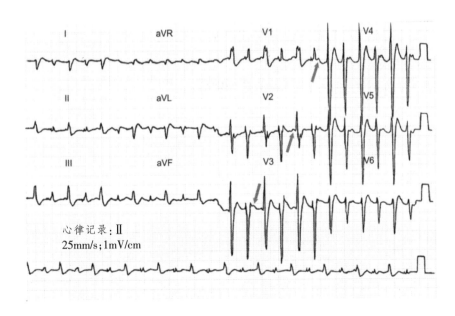

箭头处可见房室分离的 P 波。

解析 2(沈灯):

心电图的 P 波不明显,未见明显的房室传导关系,QRS 增宽>120ms,R–R 间期基本规则,频率是 150 次/分,电轴右偏,V1 导联呈单相 R 波有深宽切迹,肢体导联及胸导联呈现出两种形态的宽 QRS 波,在胸导联可见 QRS 波群主波方向上下交替变化,在 V3 导联最为明显,胸导联细看可见分离的 P 波(箭头所示),支持房室分离,以上特点符合双向性室性心动过速(BVT)的诊断。

BVT 多见于洋地黄中毒、乌头碱中毒以及家族遗传性儿茶酚胺敏感性室性心动过速(CPVT)扩张型心肌病、心肌炎、冠心病等严重器质性心脏病,还可见于低钾性周期性麻痹、Anderson-Tawil 综合征、心室肿瘤、附子中毒等,也可见于无明显心脏疾病者。其最经典的机制为迟后除极 DAD 介导的"乒乓"机制。该患者没有服用乌头碱的病史。而与 CPVT 相关的 BVT 一般由运动诱发,通过儿茶酚胺介导,是一种常染色体显性遗传的离子通道疾病,有文献报道此类患者发病早,到 30 岁时死亡率已高达 30%,与该患者的临床特点并不相符。维拉帕米为钙离子通道拮抗剂,以房室传导阻滞多见,而胺碘酮易因 QT 间期延长而出现 TdP,而普罗帕酮中毒的心电图常表现为 Na^+ 通道阻滞所致心室内阻滞而呈宽 QRS 波心动过速的心电图表现,且常有清晰的房室顺序传导关系。使用呋塞米后可出现低钾,虽有文献报道因低钾所致的双向室性心动过速,但该患者的血钾并不低。结合该患者风湿性心脏病,心房颤动的病史,题目中虽未提及洋地黄用药史,但其实该患者有使用地高辛控制心室率。所以该患者的双向室性心动过速最可能是由地高辛引起。

1922 年,Schwensen 首次报道了一例 BVT 病例,该病例就是由于洋地黄中毒导致的心律失常。其机制为地高辛抑制了 Na^+–K^+–ATP 酶,导致细胞内 Na^+ 增加,进而钠钙交换增加,细胞质中过量 Ca^{2+} 即可触发肌质网向细胞质中释放钙。地高辛还可促使 RyR2 受体保持开放状态,增加 Ca^{2+} 内流。细胞内钙的增加是地高辛产生心肌正性肌力作用的原因,也是 4 期 DAD 的原因,进而触发多态 VT 或 BVT。而洋地黄中毒者,应立即停用洋地黄,补钾和补镁。由于洋地黄中毒所致的快速心律失常往往合并或潜在缓慢心律失常,并不适宜首选胺碘酮,抗心律失常药物首选利多卡因静推后持续静点,如效果不佳,可改用其他抗心律失常药。

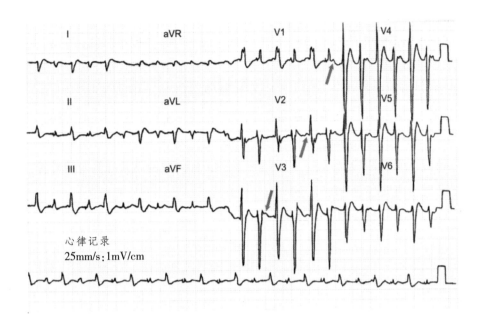

心律记录
25mm/s：1mV/cm

箭头处可见房室分离的 P 波。

（命题、解析：赵运涛　沈灯　　审校：严干新　　翻译：汪凡）

题 99

患者,男,66 岁,因胸闷、气促 7 天入院。患者 4 个月前被诊断为左下肺鳞状细胞癌,予以顺铂+吉西他滨+信迪丽单抗治疗。入院时血压为 143/95mmHg,心界无扩大,双肺可闻及湿啰音,双下肢无水肿。CK 为 7633U/L;CK-MB 为 488U/L;肌钙蛋白为 4.1ng/mL(<0.1ng/mL);NT-proBNP 为 13 100ng/L;D 二聚体为 2.38mg/L。超声心动图显示 LA 39mm,LV 50mm,RA 41mm,RV 45mm,IVS 14mm,LVPW 12mm,EF 45%,左心室壁增厚,右心增大,室间隔及心尖运动减弱,右心室收缩功能减退,右心室游离壁运动减弱。

结合 ECG,以下哪项是该患者的诊断?

A. 巨细胞心肌炎

B. 急性心肌缺血

C. 应激性心肌病

D. 免疫检查点抑制剂相关心肌炎

E. 急性肺栓塞

A 66-year-old male patient was admitted to the hospital due to chest tightness and shortness of breath for 7 days. The patient was diagnosed with squamous cell carcinoma of the left lower lung 4 months ago and was treated with cisplatin, gemcitabine and sintilimab. On admission, the blood pressure was 143/95mmHg, the heart border was not enlarged, wet rales could be heard in both lungs, and the lower limbs were not swollen. CK 7633U/L; CK-MB 488U/L; Troponin 4.1ng/mL (<0.1ng/mL); NT-proBNP 13 100ng/L; D-dimer 2.38mg/L. Echocardiography showed LA 39mm, LV 50mm, RA 41mm, RV 45mm, IVS 14mm, LVPW 12mm, EF 45%, left ventricular wall thickening, right heart enlargement, decreased septal and apical motion, decreased right ventricular systolic function, and decreased right ventricular free wall motion.

Based on the ECG, which of the following diagnoses for this patient is correct?

A. Giant-cell myocarditis

B. Acute myocardial ischemia

C. Stress cardiomyopathy

D. Immune checkpoint inhibitor-associated myocarditis

E. Acute pulmonary embolism

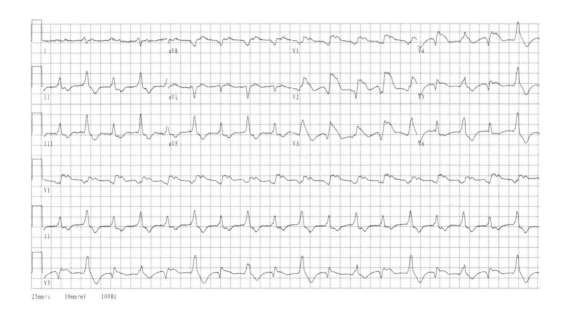

25mm/s 10mm/mV 100Hz

【正确选项：D】

解析：

本题中 ECG 给人的第一印象是宽 QRS 波心动过速,QRS 增宽>120ms,RR 间期基本规则,频率为 111 次/分,符合宽 QRS 心动过速的诊断。Vi/Vt<1 疑似是室性心动过速,可以发现 QRS 波呈 3 种形态,规律地出现并上下交替,向上的 QRS 波有两种形态。再细看可以发现,P 波在 I 导联直立,同时同步对应的下壁导联也是直立的,这并不符合室房逆传,但也不能确定房室之间是否有关系。用室性心动过速积分法诊断流程进行初步判断:V1 导联呈 Qr 型,+0 分;胸导联无 RS 型,+1 分;aVR 导联呈 QS 型,+0 分;II 导联 QRS 波第 1 达峰时间>50ms,+1 分;未见房室分离,+0 分。得分=2 分(<3 分),所以仅凭该 ECG 并不能判断是室性心动过速。在患者住院期间,获得了多份 ECG,提供了双向室性心动过速和房室分离的信息。结合该患者有心肌损害、心力衰竭的病史,不难得出室性心动过速的结论。至于是否为双向性室性心动过速,并不需要考虑,ECG 只提供了疑似双向室性心动过速的信息,从临床中可以得出结论。

该患者胸闷、气促,心肌酶及肌钙蛋白升高,需要考虑的疾病是心肌炎、急性心肌缺血及应激性心肌病。患者的冠状动脉造影结果显示,冠状动脉未见明显狭窄,首先可以排除急性心肌缺血。该患者有肺癌的病史,在使用信迪利单抗后出现肌钙蛋白升高、BVT 和心室壁运动减弱支持与免疫检查点抑制剂(ICI)相关心肌炎的诊断。该患者在接受激素治疗后,肌钙蛋白水平下降,室性心动过速发作次数减少,但呼吸困难、心力衰竭加重,入院后第 6 天因高度房室传导阻滞接受了临时起搏治疗,随着患者病情加重,最终家属放弃了治疗,签字出院,患者在出院后第 4 天死亡。有各种机制试图解释 ICI 介导的心律失常。ICI 相关心肌炎的机制似乎是 T 细胞介导的。多个系列的心内膜心肌活检结果确定了 CD4+、CD8+和程序性细胞死亡蛋白 1(PD1)的淋巴细胞浸润,进而影响心血管系统的各种结构成分,包括希-浦系统的炎症和伴有炎症和纤维化的心室心肌炎,二者都会导致触发活动、自律性升高和折返激动。炎症引起肌浆网钙的自发释放被认为可以解释心肌炎中的 BVT。随后的传导阻滞也可以用心肌炎来解释。虽然未进行活检,无法在病理学层面上与巨细胞性心肌炎相鉴别,但患者的病史、临床诊疗过程显然更支持 ICI 相关心肌炎的诊断。当然,其临床表现也不符合应激性心肌病和急性肺栓塞。该病例因为是全球第 2 例 ICI 相关心肌炎引起的双向室性心动过速而被发表在 *Circulation* 杂志上。

(命题、解析:赵运涛　审校:严干新　翻译:汪凡)

题 100

下列 4 幅 ECG 中,电复律对哪种心律失常效果不佳?

In the following four ECG rhythm strips, which type of cardiac arrhythmia exhibits suboptimal efficacy in response to electrical cardioversion?

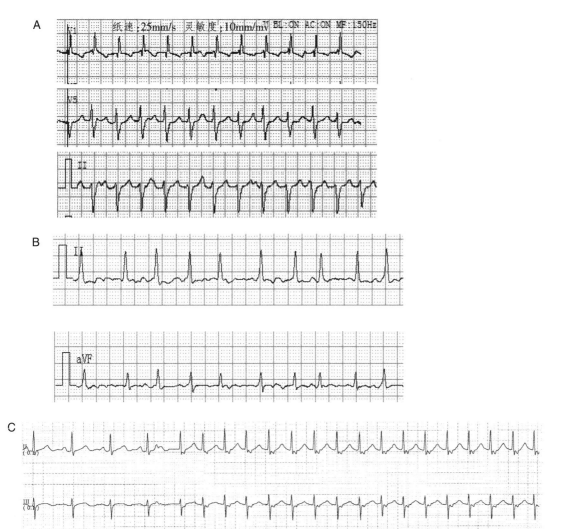

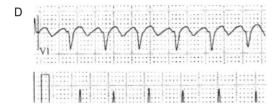

【正确选项:A】

解析:

首先分析题中 4 幅 ECG:图 A,心率为 150 次/分,QRS 波时限为 120ms 左右,V1 导联呈不完全性 RBBB,V5 导联 R/S<1,Ⅱ导联呈 rS,可见明显的房室分离,考虑为左后分支起源的左心室特发性室性心动过速(ILVT);图 B,P 波消失,RR 间期无规律的不规则及颤动波(f 波),考虑为心房颤动;图 C,第 4 跳可见房性期前收缩经慢径路下传诱发窄 QRS 波心动过速,频率为 160 次/分左右,RP 间期>70ms,考虑为 AVRT;图 D 为心房扑动伴 2:1 传导。

从电生理角度来讲,电复律效果最好的是折返机制的心律失常,对触发机制、自律性升高的心律失常行电复律的效果不佳或无效。例如,地高辛中毒所致双向室性心动过速、儿茶酚胺介导的触发性室性心动过速。如果窦性心动过速被误诊为室上性心动过速并给予电复律,那么其无论如何都不会终止,始终是窦性心动过速。电复律对于大折返,如心房扑动、AVRT 效果好;对于小折返、多子波及多折返,如 AVNRT、心室颤动、心房颤动,电复律也有效。本题选项 **B**、**C**、**D** 中心律失常均为折返机制,电复律效果好,因此,可以排除。

选项 **A** 为起源于左后分支的 ILVT,占特发性室性心动过速的 10%~15%。ILVT 可起源于左后分支(90%)、左前分支(5%~10%)或上间分支(罕见)。虽然最初人们认为触发活动是其潜在的机制之一,但近年来越来越多的证据支持其机制是起源于左后分支区域的微折返,左后分支构成折返环的逆传支,而具有缓慢、递减传导的异常浦肯野组织构成折返环的前传支,折返环相对局限。既然是折返机制,为何电复律效果不佳?ILVT 通常对作用于内向慢 Ca^{2+} 通道的维拉帕米敏感,这被归因于其依赖于 Ca^{2+} 在部分去极化浦肯野纤维中缓慢进入,而该通道对心律失常的激动传导至关重要。因缺乏对慢 Ca^{2+} 通道的作用,静脉注射腺苷、电复律和 β-阻滞剂对于终止 ILVT 基本上是无效的。

(命题、解析:曹怿玮　审校:严干新　翻译:汪凡)

索 引

C

插入性室性期前收缩 145

超常传导 9

超声心动图 14

D

倒递减传导 106

低钾血症 218

动脉血气分析 14

窦性心动过缓 156

窦性心律不齐 150

短阵房性心动过速 153

F

房室结折返性心动过速 3

房性并行心律 174

房性心动过速 3

G

冠状动脉造影 16

J

急性下壁心肌梗死 136

加速性室性自主心律 129

间位室性期前收缩 183

间歇心房不夺获 40

交界性心动过速 50

交界性逸搏 150

经食管超声心动图 52

L

利多卡因 92

M

美托洛尔 92

免疫检查点抑制剂相关心肌炎 229

S

三度房室传导阻滞 209

射频消融术 7

室性并行心律 153,177

室性融合波 153

室性心动过速 3

室性逸搏 156

双腔起搏器 131

双源室性期前收缩 183

顺向型房室折返性心动过速 160

X

心房颤动 205

心房扑动 165

辛伐他汀 108

血管迷走性晕厥 117

Y

右束支传导阻滞 64

预激综合征 170

原发孔型房间隔缺损 186

Z

阵发性心房扑动 96

直立倾斜试验 87

左束支传导阻滞 64,123

共同交流探讨
提升专业能力

▪▪ 智能阅读向导为您严选以下专属服务 ▪▪

 【高清彩图】　　查看配套高清图集，提升阅读效率。

 【推荐书单】　　专业好书推荐，助您精进专业知识。

【读者社群】　　与书友分享阅读心得，交流专业知识与经验。

操作步骤指南

微信扫码直接使用资源，无需额外下载任何软件。如需重复使用可再扫码，或将需要多次使用的资源、工具、服务等添加到微信"收藏"功能。

扫码添加
智能阅读向导